U0728296

胡希恕 经方医学

经方半表半里证：少阳病与厥阴病

马家驹 著

全国百佳图书出版单位

中国中医药出版社

·北 京·

图书在版编目（CIP）数据

经方半表半里证：少阳病与厥阴病 / 马家驹著 .

北京：中国中医药出版社，2024. 7. --（胡希恕经方

医学）.

ISBN 978-7-5132-8911-5

Ⅰ. R2

中国国家版本馆 CIP 数据核字第 2024MZ3240 号

中国中医药出版社出版

北京经济技术开发区科创十三街 31 号院二区 8 号楼

邮政编码　100176

传真　010-64405721

廊坊市祥丰印刷有限公司印刷

各地新华书店经销

开本 710×1000　1/16　印张 10.25　字数 141 千字

2024 年 7 月第 1 版　2024 年 7 月第 1 次印刷

书号　ISBN 978 - 7 - 5132 - 8911 - 5

定价　45.00 元

网址　www.cptcm.com

服 务 热 线　010-64405510

购 书 热 线　010-89535836

维 权 打 假　010-64405753

微信服务号　zgzyycbs

微商城网址　https：//kdt.im/LIdUGr

官 方 微 博　http：//e.weibo.com/cptcm

天猫旗舰店网址　https：//zgzyycbs.tmall.com

如有印装质量问题请与本社出版部联系（010-64405510）

版权专有　侵权必究

作者简介

马家驹，副主任医师，博士，毕业于北京中医药大学，工作于首都医科大学附属北京中医医院。北京中医医院首届优秀青年中医师，北京中医药薪火传承3+3工程胡希恕名家研究室成员。担任北京中医药学会师承工作委员会副秘书长，北京中医药学会仲景学说专业委员会常委，北京中西医结合学会呼吸内科专业委员会常委、中华中医药学会感染病分会委员等。长期跟随首都国医名师、当代著名经方临床家冯世纶教授学习经方临证，致力于胡希恕经方学术传承与临床，著有《胡希恕经方医学：六经入门讲记》《胡希恕经方医学：经方表证》《胡希恕经方医学：经方里证》《胡希恕经方医学：经方里阴证（太阴病）》，主编《走近胡希恕》等。

本书简介

　　作者致力于胡希恕经方医学的传承与临床，长期主讲胡希恕经方医学课程，强调有体系地学习经方六经辨证，通过2个病性、3个病位、6个诊断、8个治法，构建六经辨证体系。

　　作者将条文看作医圣张仲景的医案，解读其背后的临床思维，经过长期不断的思考总结，打破条文顺序，将条文、方证按照六经八纲重新归纳，思路清晰，逻辑缜密，探求经方实质，凝练六经的诊断标准，提出经方辨证六步法，并通过图表、思维导图等形式帮助理解，厘清仲景的临床思维，构建完整的经方六经辨证体系。培养了大批基层临床医师，帮助诸多基层医师成长为当地明医，深受广大学员好评。

　　本书内容浅显易懂，深入浅出，强调有体系地学习《伤寒论》半表半里证的少阳病、厥阴病，剖析了半表半里、和法的实质，系统讲解半表半里常见方证，对学习经方、学习六经辨证、掌握张仲景临床思维，具有极大帮助。

前　言

世间疾病千变万化，但万变不离其宗。从八纲辨证看来，病性不外阴阳，病位不外表里。所以《医宗金鉴》强调"漫言变化千般状、不外阴阳表里间"。

胡希恕经方学术的特点，就是从八纲的角度认识六经。八纲者，阴阳、表里、寒热、虚实，六经的本质就是3个病位（表、里、半表半里）、两种病性（阴、阳）构成的六类证，简洁明了。

从六经辨证看来，从病位而言，世间疾病只有3种，表证、里证、半表半里证，从病性而言，世间疾病只有阴证、阳证。2个病性、3个病位，构成了6个诊断，即6个证，也就是六经。世间疾病千千万，从证的角度来看，只有这6个证。

后人尊仲景为医圣，不在于《伤寒论》的113方和398条，而是在于仲景通过《伤寒论》的113方和398条，给我们构建了一个完整的六经辨治体系。条文、方剂是鱼，辨证体系是渔，我们要学习的是渔鱼之道，是六经辨证体系。

经方不是方，经方是六经辨证论治体系。白虎汤治疗阳明病时是经方，白虎汤清气分热时就是温病方。方剂本身没有标签，没有经方、时方的区别，在六经辨证体系指导下开出来的方都是经方。

掌握2个病性、3个病位、6个诊断、8个治法，常用的30～40个方，常用的 30～40 种药，能够帮助我们构建完整的六经辨证体系，在这个体系指导下，经过临床磨砺，我们能够和仲景临床诊断处方保持高度一致，这就是体系的价值。

有体系的学习才能事半功倍，就像学习武术，一般人做到的是见招拆招，有头痛加川芎，有腹痛加白芍，比见招拆招更重要的是掌握中医治病的底层逻辑，什么证的头痛加川芎，什么证的腹痛加白芍。比逻辑更重要的是看待问题的思维，是否拥有透过临床症状看透本质（病位病性）的能力，决定了你和高手差异的多少。

中医强调辨证论治，疾病的本质就是证。证是由病位、病性构成。在六经辨证看来，只要掌握 2 个病性、3 个病位，你就成功了一半。师父领进门、修行看个人。很多人之所以无法提升自己的临床疗效，就是没能完全看到辨证论治背后的逻辑，连六经辨证都不能得其门而入。

成功没有捷径，入门了，我们还要通过不断的刻意临床实践，打怪升级，总结常用方证的指征，才能不断提升六经辨证的水平，快而准地找到病证背后的六经与方证，才能真正掌握六经辨证，学好经方。

表证、里证相对简单，半表半里证更复杂，虽然方证相对少，但绞表证、里证更重要。治法为和法，少阳病以柴胡剂为核心，常见方证有小柴胡汤、小柴胡加生石膏汤、柴胡加芒硝汤、柴胡加龙骨牡蛎汤、柴胡桂枝汤、大柴胡汤、四逆散等。厥阴病常见三大方证，分别是柴胡桂枝干姜汤、半夏泻心汤类方、乌梅丸，治法为和法兼以温阳。

辨证才能论治，方从法出、法随证立，方是为证服务的。我们的临床工作，套用一句广告语，那就是：我们不创造方，是方的搬运工。我们只是找到患者病、症背后的证，选择一张对应的方，达到方证相应而治愈疾病。

为了让更多人能够理解和认识经方，我一直在思考如何深入浅出地讲，用简单的语言来阐述六经的本质、辨证、治法、方药。孤立的、片面的学习是低效的，要把常见方证串成一条线、构成一个面、形成一个体系，在六经辨证体系下去学习经方，这也是本书想要传递的内容。

我们沿着胡希恕先生、冯世纶教授给我们指明的方向，保持空杯心态，用八纲解读六经，去追随医圣张仲景，去践行六经辨证。自信不一定成功，但是不自信大概率不会成功。要相信医圣张仲景，相信六经辨证。

读伤寒，学仲景，用经方，辨六经
三病位，表里半，两病性，别阴阳
病万千，证简单，六诊断，八治法
重体系，整体观，辨方证，是尖端

马家驹
2024 年仲夏于北京

目　　录

第1讲　六经辨证的关键是半表半里

　　八纲是阴阳、表里、寒热、虚实，都是二分法。八纲辨证虽然简单，却是中医第一个完整的辨治体系，在八纲辨证看来，世间疾病不是阴证就是阳证，不是表证就是里证，不是寒证就是热证，不是虚证就是实证。

　　西医学叫作的诊断，中医称之为辨证。证由病位、病性构成。辨证论治，辨证就是在找病位、病性的过程。如经纬相交，有病位、病性才能构成一个证。在八纲辨证体系下，病位是表、里，大的病性是阴、阳，因此八纲辨证体系下，世间疾病只有4个证，分别是表阳证、表阴证，里阳证、里阴证。

　　《医宗金鉴·伤寒心法要诀》提出："漫言变化千般状，不外阴阳表里间。"就是强调八纲辨证（见表1），世间疾病千变万化，万病不离其中，病性无非阴阳，病位不越表里，辨证就是辨阴阳、辨表里。

表1　八纲辨证示意图

	阳	阴
表	表阳证	表阴证
里	里阳证	里阴证

　　八纲辨证体系下，病位非表即里。古人常有"汗之不解则下之"的错误，这体现了古人表里辨证的思维。一个发热患者，病位无非表里，如果是表证，汗之就能解，汗之不解则说明病位并不在表，不在表，

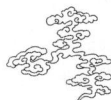

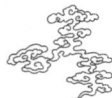

就在里，所以给予里证的下法去治疗。"汗之不解则下之"虽是一种错误的治疗观，但反映了古人采用的是八纲辨证，认为病位只有表证和里证。

《汉书·艺文志》曰：经方者，本草石之寒温，量疾病之浅深，假药味之滋，因气感之宜，辨五苦六辛，致水火之齐，以通闭解结，反之于平。及失其宜者，以热益热，以寒增寒，精气内伤，不见于外，是所独失也。

我们经常讲，通过这段话，能够看出中医治病的逻辑。

中医认为人体生病，是因为感受了邪气，邪从外来，侵袭人体，正邪交争而引起机体内环境的紊乱，中医称之为阴阳不和、阴阳不平衡，具体表现为寒热、虚实的紊乱。所以中医治病，辨别正邪交争的表里（浅深）病位，利用药物的寒热、虚实偏性，以偏纠偏，使人体达到不寒不热、不虚不实的状态，祛邪外出，恢复阴阳平和。从中也能得出一个结论，中医有两大治则，分别是扶正祛邪、调和阴阳。

"本草石之寒温，量疾病之浅深""以热益热，以寒增寒，精气内伤、不见于外"，都体现了寒热、表里的辨证，说明经方本身就是八纲辨证。

《扁鹊见蔡桓公》中有"君之疾在腠理不治将恐深"，其实反映了邪从外来，是逐步深入的过程，就像温病卫气营血辨证所提到的"卫之后方言气，营之后方言血"，是一个由轻到重、由浅入深、由表入里的过程。临床辨证，辨病性阴证阳证之外，还要辨病位，即《汉书·艺文志》中说的"量疾病之浅深"，疾病的病位是有浅深、表里的。

56. 其小便清者，知不在里，仍在表也，当须发汗。

44. 太阳病，外证未解，不可下也，下之为逆，欲解外者，宜桂枝汤。

91. 伤寒，医下之，续得下利，清谷不止，身疼痛者，急当救里；后身疼痛，清便自调者，急当救表。救里宜四逆汤，救表宜桂枝汤。

106. 其外不解者，尚未可攻，当先解其外；外解已，但少腹急结者，乃可攻之，宜桃核承气汤。

285. 少阴病，脉细沉数，病为在里，不可发汗。

张仲景的《伤寒论》条文中也蕴含着大量的表里辨证内容，上述条文，都在强调病位的表里辨证，说明仲景六经辨证体系中蕴含着丰富的八纲表里辨证内容。

古人在应用八纲辨证过程中，发现表证、里证的 2 个病位并不能完全指导临床，病位需要发展完善，才能更好指导临床，于是张仲景在前人基础上，经过临床实践，在病位表、里之间，加入了半表半里的病位，从八纲辨证体系的 2 个病位（表、里）发展形成了 3 个病位（表、半表半里、里）。

半表半里病位是经方的重要概念之一，也是历代伤寒学家探讨的焦点。明确提出"半表半里"一词，始自宋代成无己的《注解伤寒论》。虽然《伤寒论》中没有"半表半里"这 4 个字，只有"半在里半在外"，但不能否认《伤寒论》中没有半表半里概念。

半表半里具体体现在第 148 条。

148. 伤寒五六日，头汗出，微恶寒，手足冷，心下满，口不欲食，大便硬，脉细者，此为阳微结，必有表，复有里也。脉沉，亦在里也。汗出为阳微，假令纯阴结，不得复有外证，悉入在里，此为半在里半在外也。

半表半里是邪气由表入里过程中的独立病位，介于表、里之间，非表非里。仲景在第 148 条提出，成无己在《注解伤寒论》中明确提出"半表半里"一词，是对张仲景"半在里半在外"的高度凝练。虽然仲景并没有提出半表半里一词，但不能否认《伤寒论》蕴含半表半里的概念和辨证。

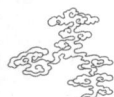

表2　六经来自八纲示意图

	阳 （热证、实证）	阴 （寒证、虚证）
表	表阳证 （太阳病）	表阴证 （少阴病）
半表半里	半表半里阳证 （少阳病）	半表半里阴证 （厥阴病）
里	里阳证 （阳明病）	里阴证 （太阴病）

从病位而言，世间疾病分为三类：表证、里证、半表半里证。从病性而言，世间疾病无非阴证、阳证。3个病位各有阴证、阳证，二三得六，构成了6个诊断，从八纲辨证体系的4个证发展成了6个证，即六经辨证（见上表2）。

第 2 讲　六经辨证与八法

六经来自八纲，为何很多人误认为八纲来自六经呢？

六经辨证是仲景创立于汉代的，八纲这两个字首见于清代《医学心悟》，汉代早于清代，所以很多学者认为六经在前，八纲在后，所以误以为八纲来自六经。

虽然八纲这两个字始见于清代程国彭《医学心悟》，但不能说清代才出现了八纲辨证。《神农本草经》中对药物的认识，也都是基于药物的寒热、虚实概念。《汉书·艺文志》曰："经方者，本草石之寒温，量疾病之浅深……"《伤寒论》条文中有着大量的辨表里、辨寒热、辨虚实内容，都在说明六经辨证是在八纲辨证基础上发展而来。

从医学发展历程来看，八纲辨证的病位是二分法，六经辨证的病位是三分法，病位由二分法的表里，发展到三分法的表里半，体现了医学的进步，正是有了 3 个病位，才从八纲辨证的 4 个证，发展成了六经辨证的 6 个证。

胡希恕先生、冯世纶教授认为，3 个病位分别存在阴阳两种不同属性，也就是所谓的三阴三阳。仲景的伟大之处就在于在表里病位的基础上，加入了半表半里的病位，由八纲辨证发展成了六经辨证体系。

八纲辨证体系是二分法，病位只有表、里，随着医学的发展，张仲景在表里病位基础上，创造性提出半表半里病位概念，把病位从八纲辨

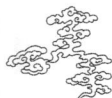

证的二分法发展成了六经辨证的三分法，形成了表证、里证、半表半里证。三分法的病位观，较八纲辨证的二分法病位观更符合临床实际，也是医学发展的成果。正是因为张仲景提出了半表半里的病位，辨证法才由八纲辨证形成了六经辨证，经方学派至此形成。

六经辨证比八纲辨证更完善、更符合临床。六经来自八纲，不是八纲来自六经。

方从法出、法随证立。中医的治法有八法，汗、吐、下、和、温、清、消、补。无论是《方剂学》还是《中药学》，大体都是按照八法的角度去讲解方剂、中药。

邪气在表通过汗法祛邪，邪气在里通过吐、下祛邪，邪气在半表半里，介于表证和里证之间，非表非里，不能汗、不能吐下，只能和之，所以半表半里证的治法是和法。

汗、吐、下、和，针对的是正邪交争的病位，针对的是邪气。汗、吐、下、和，是3个病位的治法，表证、里证、半表半里证。表证用汗法，里证用吐下，半表半里通过和法祛邪。

寒则温之、热则清之，实则消之，虚则补之。因此温、清、消、补4个治法，针对寒热、虚实，而寒热、虚实是阴阳的具体体现，所以温、清、消、补4个治法，是2个病性阴阳的具体治法（见表3）。

表3 八法源自六经辨证示意图

辨证	3个病位			2个病性（阴阳）			
	表	里	半表半里	寒	热	实	虚
治法	汗	吐、下	和	温	清	消	补

对《伤寒论》半表半里相关条文进行归纳，我们会发现张仲景在创造性地提出半表半里病位的同时，也明确指出了半表半里的治法为和法，不可汗、不可吐下，只能"和"之。

264.少阳中风，两耳无所闻，目赤，胸中满而烦者，不可吐下，吐下则悸而惊。

265.伤寒，脉弦细，头痛发热者，属少阳，少阳不可发汗，发汗则谵语。

326.厥阴之为病，消渴，气上撞心，心中疼热，饥而不欲食，食则吐蛔，下之利不止。

因为少阳病是半表半里证，病位非表非里，所以不可汗、吐、下，如第264条指出不可吐下，第265条指出不可发汗。厥阴病是半表半里阴证，病位不在里，所以不能下，且本身属于阴证，机体功能沉衰不足，若下之更虚其里则下利不止。上述都在强调半表半里的治法具有特殊性，只能用和法。

八法针对的是3个病位、2个病性构成的六经辨证，是六经辨证的具体的、基础的治法，也反证六经辨证是中医的正统大道。

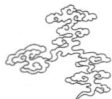

第3讲 半表半里的病机是血弱气尽 腠理开邪气因入

邪在表可从汗解，邪在里可从吐、下而解，邪在半表半里，因为非表非里，不可汗、吐下，治法只能是和解，简称和法。汗、吐、下、和、温、清、消、补是中医八法，其中汗、吐、下、和针对的就是表、里、半表半里的3个病位。

邪热在半表半里，既不得出表，又不得入里，邪无出路，邪气郁遏不畅，常常可见郁久化热的症状表现，所以半表半里证多热。需要注意，半表半里证的热是郁热，邪无出路，火性炎上，势必上迫，出现上半身的热。半表半里证，不论少阳病还是厥阴病，都能见到上热表现，这个上热是郁热，多表现为头面部孔窍的热性症状，如少阳病提纲条文的口苦、咽干、目眩。

97. 血弱气尽，腠理开，邪气因入，与正气相抟，结于胁下，正邪分争，往来寒热，休作有时，嘿嘿不欲饮食，藏府相连，其痛必下，邪高痛下，故使呕也，小柴胡汤主之。服柴胡汤已，渴者，属阳明，以法治之。

本条可以看作半表半里的病机解释，也是少阳病和厥阴病的病机。表证是正邪交争于表，为何邪气因入？在于血弱气尽，腠理开，导致邪气因入。"抟"在有些版本中写为"搏"，与正气相抟，即正邪相搏结于胁下，导致了一系列症状。举个例子，战争发生在边境线，为何敌人能长驱直入？在于守方的力量不足，敌人（邪气）才能穿越边境线（表），进入半表半里，从而由表证传变为半表半里证。

从本条可以看出，邪气由表入半表半里，结于胁下，正邪分争、正邪交争于半表半里，邪无出路，邪热波及脏腑腔间，从而出现了往来寒热、嘿嘿不欲饮食、呕等症状。条文解释呕的原因是"藏府相连，其痛必下，邪高痛下，故使呕也"。用"藏府相连"来解释半表半里症状的复杂多样。本条的"其痛必下"，即腹部疼痛的症状，如第96条小柴胡汤条文也有"**或腹中痛**"。

半表半里介于表里之间，半表半里证容易波及并出现里证的症状表现，这就是为何半表半里证也常常能够见到部分里证的症状表现。呕和嘿嘿不欲饮食的病机，除了有血弱气尽的胃虚，还有半表半里的邪热郁遏，气机不利，胸胁苦满，邪热波及于胃，从而出现呕、嘿嘿不欲饮食。治疗上参、姜、草、枣的补益健胃和半夏生姜的和胃降逆止呕，还要有柴胡、黄芩的清热疏利，缺一不可。

服柴胡汤已，渴者，属阳明，以法治之。

小柴胡汤方证虽然是半表半里的阳证、热证，但热并不重，尚未出现明显口渴，第96条也只是"或渴"。服柴胡汤后，出现了口渴，说明小柴胡汤证本身没有口渴，出现了口渴，说明里热明显，属于阳明里热，需要从阳明病论治，若少阳未解，则从少阳阳明合病论治，多用小柴胡加生石膏汤。如果伴有大便难，则用大柴胡汤。

"血弱气尽，腠理开，邪气因入"，是半表半里证形成的病因。邪从外来，邪气由表入于半表半里，病因源自血弱气尽，气血不足导致邪气入于半表半里，结于胁下，所以半表半里天然存在气血不足，治疗需要顾护到血弱气尽的病机，这就是为何半表半里阳证少阳病的小柴胡方证，里面也有参、姜、草、枣补益气血的原因。半表半里的治法是和法，必然要包括扶正祛邪的治疗理念。

半表半里的治法是和法，和法本质是调和，调和阴阳，调和寒热、虚实。治疗少阳病的小柴胡汤的和法，不仅仅是在于柴胡、黄芩的和解清热，更重要的是在于人参、生姜、甘草、大枣的补益气血、扶正祛邪的治疗思路，照顾到了血弱气尽腠理开、邪气因入的病机状态。厥阴病的方剂柴胡桂枝干姜汤有桂枝、干姜、炙甘草，乌梅丸有附子、干姜、桂枝、当归、人参、蜂蜜等，半夏泻心汤有人参、大枣、炙甘草、干姜，都体现了在补益正气基础上去和解。

半表半里的和解法，更是源自它的补益药物的应用，这也就是徐灵胎在《医学源流论》中所言：小柴胡之力，全在人参也。所以当前也有学者称人参、生姜、甘草、大枣为张仲景的四君子汤。

临床上经常有的处方中只是用了柴胡、黄芩，就说这是一个小柴胡汤的加减，是不合适的。因为小柴胡汤中去掉了人参、生姜、炙甘草、大枣，就失去了和解作用。

第4讲　少阳病的本质是半表半里的阳证

六经来自八纲。八纲的病位是表、里，病性是阴、阳。阴阳是二分法，将世间疾病一分为二，不是阴就是阳，非此即彼。临床中辨阴阳，实际是辨阴证、阳证，具体表现为辨虚实、寒热。临床上通过辨别寒热、虚实达到辨阴阳的目的。

六经的本质是2个病性、3个病位构成的6个诊断。仲景的六经辨证，把世间疾病分成了六大类（见表4），即太阳病、少阳病、阳明病、少阴病、厥阴病、太阴病，也被称为三阴三阳，即3个阴证、3个阳证。

学习少阳病、厥阴病，我们需要先理解半表半里病位。

表4　六经辨证示意图

	阳 （热证、实证）	阴 （寒证、虚证）
表	太阳病	少阴病
半表半里	少阳病	厥阴病
里	阳明病	太阴病

漫言变化千般状、不外阴阳表里间。世间疾病千千万，无穷尽也，但从辨证的角度来看，无非是由病位、病性构成。病位只有3个：表、里、半。病性只有2个：阴与阳，所以在仲景看来，世间疾病只有6个证。从证的角度入手，可以执简驭繁。6个证就是三阴三阳，太阳、少

11

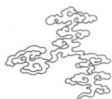

阳、阳明，少阴、厥阴、太阴，你可以称之为 6 个病，也可以称之为 6 个经，这也是六经辨证名字的来源。实际上，六经的本质是由 3 个病位、2 个病性构成的 6 个证，也是 6 个诊断。

以太阳病为例，在八纲辨证看来，叫作表阳证，张仲景起了个名字叫太阳病。不要纠结为何叫太阳病，不叫月亮病，就像不要纠结为何父母给你起了这个名字。就像我们每一个人有一个身份证上的大名，在家里长辈眼中，你还有一个小名，不管是朋友喊你的大名，还是家里长辈喊你的小名，你知道喊的都是同一个人。知道张仲景说的太阳病，从八纲看就是表阳证，以此类推，就可以了。

六经来自八纲，辨六经实际上就是在辨八纲。因为六经、八纲的病性相同，都是阴和阳。病位上，六经辨证只是比八纲辨证多了一个半表半里病位，半表半里病位也多采用排除法，非表非里就是半表半里，辨八纲就是辨六经，把八纲辨清楚了，六经诊断也就能够明确。

263. 少阳之为病，口苦、咽干、目眩也。

口苦、咽干、目眩是热的表现，半表半里的热并不重，没有达到阳明里热的程度。阳明病的热表现于胃肠消化系统，少阳病的热，更偏于胸胁部位的症状，是半表半里部位的郁热，要注意到热是郁热，并不重，更多伴有气机郁阻，所以主症强调胸胁苦满。**小柴胡汤共 7 味药，参、姜、草、枣补益，半夏和胃止呕化饮，只有柴胡、黄芩是清热的。**

后世认为柴胡疏肝清热，也是疏解、疏利气机，利于热邪外达。柴胡并不是清，重点在于疏泄、透热。**所以小柴胡汤的清热力量并不大，更多在于疏利半表半里。**

有热为什么会出现口苦、咽干、目眩、头面部的热呢？因为火性炎上，邪在半表半里，并无出路，火性炎上就表现为**口苦、咽干、目眩、耳鸣、心烦**等。

厥阴病为什么说上热下寒，其实也是这个道理，寒热错杂状态，是因为大多数情况下火性炎上、寒性趋下，更容易表现为上热下寒的状态。所以厥阴病更常见表现为上热下寒。

仲景虽然用口苦、咽干、目眩，来作为少阳病的提纲条文，但需要注意以下几点：

1. 临床当中口苦、咽干、目眩的患者也并不一定都是有少阳病，比如阳明病可不可以有口苦呢？可不可以咽干呢？可不可以有目眩呢？阳明里热的情况下也都是可以出现上述 3 个症状。后世脏腑辨证时，把口苦归于心火。水饮化热的情况下，可不可以口苦、咽干、目眩呢，苓桂术甘汤证、五苓散证水饮上逆可以出现起则头眩、头晕目眩，水饮化热可以出现口渴，类似表现为咽干和口苦都是有可能的，提纲条文也只是帮助我们确定一个大概的方向，并不完全能够依据上述 3 个症状确定这是一个少阳病。我们应该坚持辨证，通过辨病位、辨病性来确定这是半表半里阳证，确定少阳病，而不是但见一证便是。

2. 所谓的提纲条文只涵盖口苦、咽干、目眩 3 个症状。小柴胡汤证的四大症，往来寒热、心烦喜呕、胸胁苦满、嘿嘿不欲饮食，都没有包含在提纲条文中，所以提纲条文并不全面。

264. 少阳中风，两耳无所闻，目赤，胸中满而烦者，不可吐下，吐下则悸而惊。

症状表现为两耳无所闻、目赤、胸中闷、烦，是半表半里热证，辨证为少阳病，治疗方法是和法，不可吐下。

条文给我们补充了少阳病的症状表现，半表半里证的郁热，除了口苦、咽干、目眩，还可以导致两耳无所闻、目赤、胸中闷、烦。同时告诉我们少阳病的治疗原则是不可吐下。里证的治法是吐、下，不可吐下，说明不是里证。吐下引热邪入里、损伤津液，导致吐下则悸而惊。

265. 伤寒，脉弦细、头痛发热者，属少阳。少阳不可发汗，发汗则

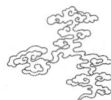

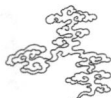

谵语，此属胃，胃和则愈，胃不和，烦而悸。

本条也是告诉我们少阳病的症状表现。太阳病有头痛、发热，阳明病的时候，也有头痛、发热，如何鉴别呢？太阳病是表证，脉是浮的，典型的是脉象是脉浮紧，阳明病是里证，脉沉滑数有力，少阳病介于二者之间，不浮不沉，脉是弦细的，之所以细，也是源自半表半里的血弱气尽腠理开、邪气因入。

本条强调少阳病不可发汗。虽然伤寒、头痛、发热，看似是有表证，但通过脉弦细及其他症状表现，认为邪在半表半里，属于半表半里的阳证，少阳病。不是一个表证，所以不能发汗，发汗就会伤津、加重里热，发汗则谵语。入里传变为阳明病，故曰此属胃。胃和则愈，胃不和，烦而悸。

这里的胃不和，主要指的是因热而胃不和。如何治疗呢？从阳明病论治，如调胃承气汤治疗烦而悸，或白虎汤清热。调胃承气汤的方名，也是调其胃气，促使胃气和。

这3条条文，共同展现了少阳病的常见症状和治疗原则，强调了不可汗、不可吐下，因为邪在半表半里，是半表半里郁热，多表现为人体上半部孔窍的热，不用清法，治法只能是和法。

第5讲　排除法诊断半表半里

八纲辨证的病位是二分法，非表即里；六经辨证的病位是三分法，即表、里、半表半里；温病卫气营血辨证，病位可以看作四分法，分别是卫分、气分、营分、血分；脏腑辨证体系中，五行与五脏对应，病位是五脏六腑，其中五脏可以看作五分法，将世间疾病从脏腑角度分成了五大类，这些都是中医从不同角度认识疾病的病机。

《伤寒论》中有着大量的合病论述，比如太阳阳明合病，太阳太阴合病，属于表里合病，也就是同时存在表证和里证。表里合病的治法是表里双解，如小青龙汤、大青龙汤。而半表半里的治法是和法，不是表里双解，所以半表半里不是表里合病，而是介于表证、里证之间的独立病位，非表非里。

见到一个复杂症状，直接入手难以确定是半表半里证，但我们可以通过排除表证、里证的诊断思路来诊断半表半里证。

排除法的道理很简单。漫言变化千般状，不外阴阳表里间。六经辨证体系下，从病位而言，只有表、里、半表半里，没有第4个病位。不在表不在里，那只能在半表半里了。如果患者的症状反应既不符合表证的诊断，也不符合里证的诊断，说明病位不在表，也不在里，那么病位就在半表半里。因为病位只有3种，没有第4种可能。这就是排除法。就像考试做选择题的时候，给出的选项只有3个，我虽然不知道正确选项，但我只要排除了2个错误的选项，那剩下的就是正确的。

15

排除了表证、里证，病位就在半表半里，因此半表半里证排到表证、里证的后面。《伤寒论》的六经排列顺序，在三阳病中，少阳病篇放到最后，在三阴病中，厥阴病篇放到最后，都是由于半表半里诊断困难，先讲表证、里证，再讲半表半里证。所以我也是把半表半里证放到了最后讲。

正是因为半表半里证的或然证多，很难凝练归纳提出一个相对明确的诊断标准，所以半表半里的少阳病、厥阴病的提纲条文都不足以概括其病机或常见症状。不能够像表证或者里证那样提炼出一个较为明确的概括性提纲，所以我们发现不管是少阳病的提纲条文"口苦、咽干、目眩"，还是厥阴病的提纲条文"厥阴之为病，消渴，气上撞心，心中疼热，饥而不欲食，食则吐蛔，下之利不止"，都不足以完全概括少阳或厥阴的本质。如少阳病的提纲条文"口苦、咽干、目眩"也只是反映了半表半里的一个方面，连小柴胡汤证的四大症都没有包含。厥阴病提纲条文的症状也并不典型。因此临床上，并不能够根据条文提纲来判断是否属于半表半里证。对于半表半里证，我们更多采用排除法。

少阳病是半表半里阳证。典型的可以表现为口苦、咽干、目眩，以及柴胡四大症的往来寒热，胸胁苦满，嘿嘿不欲饮食，心烦喜呕。不典型的，可以采用半表半里加阳证的诊断方法，即病位在表、病性属阳的时候，就是少阳病。

1. 符合半表半里。即临床上无明显表证、无明显里证，可以确定病位在半表半里。

2. 因为半表半里存在气血不足的特点，即使是少阳病的小柴胡汤证，也存在虚证，有参、姜、草、枣的补益气血。半表半里证，有寒象，需要用桂枝、干姜、附子温阳，就是厥阴病，如柴胡桂枝干姜汤。半表半里证，没有寒象，没有阳虚，即使气血不足，也归属于少阳病，给予参、姜、草、枣，如小柴胡汤。

3. 临床上，表证多以体表症状为主，里证多以腹部症状为主，半表半里证多以胸胁部位为主。

　　半表半里证的少阳病、厥阴病，为什么禁汗、吐、下呢？因为汗法是表证的治法，吐下是里证的治法，半表半里证，邪不在表、不在里，所以要禁汗、吐、下。其治疗大法只能是和法。少阳病的实质就是半表半里的阳证，典型代表方为小柴胡汤。厥阴病的实质是半表半里阴证，典型代表方为柴胡桂枝干姜汤。

　　病位在半表半里，而且是偏于阳证的时候，同时又具备了小柴胡汤证四大症的时候，这就是一个小柴胡汤方证。胸胁部位是半表半里的标志，在院校教材当中，小柴胡汤方证要点其实很简单，就是少阳病的提纲：口苦、咽干、目眩，加上小柴胡汤证的四大症，再加上一个脉弦，就是院校教材中的小柴胡汤方证的诊断要点。

第6讲　小柴胡汤之力，全在人参也

　　小柴胡汤是少阳病的代表方，很多人以为主药是柴胡、黄芩，其实小柴胡汤的和法，也离不开参、姜、草、枣的补益。

　　96. 伤寒五六日中风，往来寒热，胸胁苦满，嘿嘿不欲饮食，心烦喜呕，或胸中烦而不呕，或渴，或腹中痛，或胁下痞硬，或心下悸，小便不利，或不渴，身有微热，或咳者，小柴胡汤主之。

　　柴胡半斤　黄芩三两　人参三两　半夏半升，洗　甘草炙　生姜各三两，切　大枣十二枚，擘

　　上七味，以水一斗二升，煮取六升，去滓，再煎取三升，温服一升，日三服。若胸中烦而不呕者，去半夏、人参，加栝楼实一枚；若渴，去半夏，加人参，合前成四两半，栝楼根四两；若腹中痛者，去黄芩，加芍药三两；若胁下痞硬，去大枣，加牡蛎四两；若心下悸，小便不利者，去黄芩，加茯苓四两；若不渴，外有微热者，去人参，加桂枝三两，温覆微汗愈；若咳者，去人参、大枣、生姜，加五味子半升，干姜二两。

　　常说的小柴胡汤证四大症源自本条，就是往来寒热、胸胁苦满、嘿嘿不欲饮食、心烦喜呕。

　　表阳证太阳病的发热是发热恶寒并见，里阳证阳明病发热是但发热、不恶寒、反恶热。半表半里证少阳病，其发热特点是寒热往来，发热、

恶寒不是同时出现，是你来我往。同时出现的叫作发热恶寒并见，见于表证。可以认为寒热往来，处于发热恶寒并见与但发热不恶寒的中间状态。

从发热特点而言，表证太阳病为发热恶寒并见，里证阳明病为但发热不恶寒、反恶热，半表半里证少阳病为寒热往来，也反证少阳病是介于太阳病、阳明病的中间阶段，其寒热往来的发热特点，也是发热恶寒并见到但发热不恶寒的过渡阶段。

胸胁苦满，结合第97条的"邪气因入，与正气相持，结于胁下"。邪在半表半里，正邪交争于胸胁部位，邪无出路，邪热郁阻气机，出现胸胁苦满，即以满为苦，感到胸胁部位胀满、甚则胁下痞硬等。

邪热导致心烦或胸中烦、或渴，需要注意，这些或然证不是一定出现的，所以或不呕、或不渴身有微热。邪热加上胃虚导致了嘿嘿不欲饮食、喜呕。邪热在半表半里，症状多样，也可影响到心，热扰心神则心烦、胸中烦，水停心下则心下悸，影响到肺则咳。咳嗽影响到腹部则或腹中痛、小便不利。

半表半里的病机，一方面邪热、气机郁阻，一方面血弱气尽导致胃虚，波及各个脏器，出现各种或然证，相互夹杂导致症状复杂多样。治疗上一方面和解清热、疏利气机，一方面益气养血、顾护脾胃，对于少阳病小柴胡汤证，除了和解半表半里的热邪，还要照顾到血弱气尽的病机，小柴胡汤除了柴胡、黄芩疏利清热，还有人参、大枣、甘草、生姜补益气血。

腹中痛，与第97条的脏腑相连、其痛必下，也一方面在于气血不足不能濡养则痛，一方面在于邪热气机郁滞，如四逆散方证以腹痛为主症。

97. 血弱气尽，腠理开，邪气因入，与正气相持，结于胁下，正邪分争，往来寒热，休作有时，嘿嘿不欲饮食，藏府相连，其痛必下，邪高痛下，故使呕也，小柴胡汤主之。服柴胡汤已，渴者，属阳明，以法治之。

柴胡在《神农本草经》中为上品：**柴胡，气味苦平，无毒。主心腹肠胃中结气，饮食积聚，寒热邪气，推陈致新。久服轻身明目益精。**

之所以小柴胡汤以柴胡命名，主要是体现了柴胡的作用。柴胡味苦平，苦能清热，推陈致新、主结气、寒热邪气。柴胡的重点不在于清热，而在于疏利气机，与黄芩配伍，能主治半表半里郁热的"胸胁苦满"，利于半表半里热邪的和解，在《神农本草经》中，柴胡、大黄都有推陈致新的描述，而柴胡主"心腹肠胃中结气，饮食积聚"，提示在心腹、肠胃、饮食积聚方面有较好的治疗作用。

人参、生姜、大枣、甘草顾护血弱气尽，其中半夏与生姜，即小半夏汤，可温化痰饮，也可以和胃止呕。黄芩、半夏配伍，则辛开苦降调畅气机，其实以半夏泻心汤为代表的三泻心汤，辛开苦降的治法和小柴胡汤相似。

37. 太阳病，十日以去，脉浮细而嗜卧者，外已解也。设胸满胁痛者，与小柴胡汤。脉但浮者，与麻黄汤。

麻黄汤证属于太阳病表实证，以无汗、脉浮紧为主要表现，因此脉但浮者与麻黄汤，说明表证未解，实际上是脉浮而紧与麻黄汤。假若是浮缓或浮弱，应当用桂枝汤解外、解表。因为太阳病十日以去，病程较长，更多可能是桂枝汤方证而非麻黄汤方证。

脉浮细而嗜卧者，重点是脉细，桂枝汤是脉浮缓或浮弱，脉细说明津血不足，嗜卧是虚，正气不足。通过太阳病，十日以去，脉浮细而嗜卧，并不能确定外已解。也有可能陷入于少阴，如少阴之为病，脉微细、但欲寐也。

太阳病已过十日，假若外已解，邪由表入于半表半里或入于里，胸满胁痛是半表半里标志性症状，确定为半表半里证，与小柴胡汤。如见脉浮而紧，说明表不解，可以继续给予麻黄汤从表论治。若脉浮细而嗜卧者，可与桂枝汤，若虚损明显，人参、附子也可加入。从这一条，也能看出"胸满胁痛"是一个半表半里的标志性症状。

条文调整为：太阳病，十日以去，脉但浮（紧）者，与麻黄汤。脉浮细而嗜卧者，（设）外已解也，胸满胁痛者，与小柴胡汤。

98.得病六七日，脉迟浮弱，恶风寒，手足温，医二三下之，不能食，而胁下满痛，面目及身黄，颈项强，小便难者，与柴胡汤，后必下重；本渴饮水而呕者，柴胡汤不中与也，食谷者哕。

脉迟浮弱，说明这是个阴证的患者，脉浮、恶风寒说明表证未解，六经辨证是表阴证的少阴病。手足温说明尚未到达四逆的程度，医二三下之，又伤阳气津液，导致邪气陷入于半表半里，出现了不能食、胁下满痛，属于半表半里，当从半表半里阴证的厥阴病论治。面目及身黄，属于发黄，结合此时属于阴证，考虑阴黄，也是和瘀热在里、邪热不能外越有关。颈项强可能表证未解，小便难者，已有津液不足。与柴胡汤，后必下重，说明此时用小柴胡汤是错误的，因为小柴胡汤是治疗半表半里阳证的少阳病，此时是半表半里阴证的厥阴病，用柴胡桂枝干姜汤更合适，用桂枝、干姜温阳，甚则加入附子。

本渴饮水而呕者，大家都知道这是水逆证，水饮内停、饮水则吐。水饮证产生的基础呢？胃虚有寒才导致水停于胃，所以本渴饮水而呕者反映的是胃虚且有水饮内停于胃。比如让一个脾胃虚弱的人去过量喝水，胃就会承受不住，水停心下、甚则呕吐。此时当健胃温阳化饮，用苓桂术甘汤或五苓散。此时小柴胡汤虽有一定补益作用、有一定的化饮作用（半夏、生姜），但毕竟不是以健胃温化水饮为主，且有清热作用，不利于水饮，故柴胡汤不中与也，食谷者哕，也是脾胃虚弱的表现。

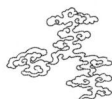

第6讲 小柴胡汤之力，全在人参也

第7讲 解读三阳合病治从少阳

临床中单纯的少阳病也相对少见，太阳少阳合病、少阳阳明合病，乃至于三阳合病，都比较常见，三阳合病治从少阳，并不是说一定要用小柴胡汤，不能加减。

99.伤寒四五日，身热恶风，颈项强，胁下满，手足温而渴者，小柴胡汤主之。

身热恶风、颈项强属于太阳病表证未解，胁下满是半表半里，手足温而渴，是阳明病里热。本条是三阳合病，条文曰：小柴胡汤主之。

后人从本条总结出了三阳合病，治从少阳。但要辨证来看，三阳合病治从少阳，是有前提条件的，即以半表半里证为主，表不重、里热也不重，可以单纯用小柴胡汤，因为半表半里承上启下。

231.阳明中风，脉弦浮大而短气，腹都满，胁下及心痛，久按之气不通，鼻干不得汗，嗜卧，一身及目悉黄，小便难，有潮热，时时哕，耳前后肿，刺之小瘥，外不解，病过十日，脉续浮者，与小柴胡汤。

脉浮、鼻干不得汗，是表证未解。短气、胁下及心痛、嗜卧、时时哕，是半表半里。腹都满、一身及目悉黄、小便难、有潮热、耳前后肿，是阳明里热。本条也是三阳合病，治疗上三阳同治。

病过十日，脉续浮者，仍有表证未解。如果脉浮紧，可以用麻黄，如果脉不浮紧，考虑本条是三阳合病，从半表半里小柴胡汤论治，热重加石膏，便难可用大柴胡汤。

268. 三阳合病，脉浮大，上关上，但欲眠睡，目合则汗。

三阳合病，也就是指的是太阳少阳阳明合病，属于阳证、实证、热证。脉浮大，上关上，寸关脉浮大有力，一方面表未解，一方面里热重，热邪浮越于外。

睡觉是阳入于阴的过程，患者想睡觉，但刚入睡，就汗出，是因为阳热过亢，逼迫津液外泄，故目合则汗。少阴之为病，脉微细但欲寐也。少阴病的但欲眠睡，是阴证，气虚津液阳虚所致，脉微细。本证是脉浮大、上关上，属于阳证，虽有热伤气阴，但整体仍属阳证，可考虑白虎加人参汤，稍加麻黄、杏仁。

刚入睡后上半身汗出者，多属于热证，需要关注有无表证，如无表证，可考虑小柴胡加生石膏汤方证。

三阳合病治从少阳，只是要以治疗少阳为基础，并非不能去治疗太阳和阳明。三阳合病，如果热重，需要加生石膏清热，如表重，也需要加麻黄等解表。临床当中，有太阳少阳同治的柴胡桂枝汤，有少阳阳明同治的大柴胡汤等。同样道理，小柴胡汤证基础上，如果表重、里热也重，也可以三阳同治，比如常见的小柴胡汤合麻杏甘石汤、柴葛解肌汤、防风通圣散的思路，也都是三阳同治。

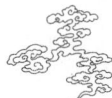

第 8 讲　胸胁苦满是半表半里证的标志性症状

　　表证、里证、半表半里证是病位。表证的症状以身体体表症状为主。里证的症状以胃肠消化系统、腹部、胞宫症状为主，半表半里证则以胸胁部位症状为主。

　　96.伤寒五六日中风，往来寒热，**胸胁苦满**，嘿嘿不欲饮食，心烦喜呕，或胸中烦而不呕，或渴，或腹中痛，或胁下痞硬，或心下悸，小便不利，或不渴，身有微热，或咳者，小柴胡汤主之。

　　97.血弱气尽，腠理开，邪气因入，与正气相抟，**结于胁下**，正邪分争，往来寒热，休作有时，嘿嘿不欲饮食，藏府相连，其痛必下，邪高痛下，故使呕也，小柴胡汤主之。服柴胡汤已，渴者，属阳明，以法治之。

　　37.太阳病，十日以去，脉浮细而嗜卧者，外已解也。设**胸满胁痛**者，与小柴胡汤。脉但浮者，与麻黄汤。

　　98.得病六七日，脉迟浮弱，恶风寒，手足温，医二三下之，不能食，而胁下满痛，面目及身黄，颈项强，小便难者，与柴胡汤，后必下重；本渴饮水而呕者，柴胡汤不中与也，食谷者哕。

　　99.伤寒四五日，身热恶风，颈项强，**胁下满**，手足温而渴者，小柴胡汤主之。

229. 阳明病，发潮热，大便溏，小便自可，**胸胁满不去者，与小柴胡汤**。

230. 阳明病，**胁下硬满**，不大便而呕，舌上白胎者，可与小柴胡汤。上焦得通，津液得下，胃气因和，身濈然汗出而解。

231. 阳明中风，脉弦浮大而短气，腹都满，**胁下及心痛**，久按之气不通，鼻干不得汗，嗜卧，一身及目悉黄，小便难，有潮热，时时哕，耳前后肿，刺之小瘥，外不解，病过十日，脉续浮者，与小柴胡汤。

266. 本太阳病不解，转入少阳者，**胁下硬满**，干呕不能食，往来寒热，尚未吐下，脉沉紧者，与小柴胡汤。

通过小柴胡汤相关条文，可以看出胸胁苦满是半表半里证的标志性症状。

229. 阳明病，发潮热，大便溏，小便自可，胸胁满不去者，与小柴胡汤。

胸胁满不去，即胸胁苦满，是半表半里的典型标志性症状。发潮热是阳明病里实热的一个标志性症状，辨证属于少阳阳明合病。因为大便溏，可以先与小柴胡汤。若服小柴胡汤后不解者，虽然大便溏，结合第104条来看，可与小柴胡加芒硝汤。如果发潮热、大便难、胸胁满，可以大柴胡汤加芒硝。

104. 伤寒十三日不解，胸胁满而呕，日晡所发潮热，已而微利，此本柴胡证，下之以不得利，今反利者，知医以丸药下之，此非其治也。潮热者，实也，先宜服小柴胡汤以解外，后以柴胡加芒硝汤主之。

230. 阳明病，胁下硬满，不大便而呕，舌上白胎者，可与小柴胡汤。上焦得通，津液得下，胃气因和，身濈然汗出而解。

条文虽然冠以阳明病，实际上不是阳明病，小柴胡汤证是少阳病，不是阳明病。

胁下硬满是半表半里的标志性症状，同时有不大便、呕，需要和大柴胡汤证相鉴别。大柴胡汤证的主要症状也有胁下硬满、不大便、呕，为何不用大柴胡汤？一方面没有心下急、心中痞硬、按之心下满痛或腹痛拒按等里实热的表现，一方面在于舌上白苔，并不黄燥，里实热不重，不用大柴胡汤，故可与小柴胡汤。

服小柴胡汤后可以见到身濈然汗出而解，原因在于小柴胡汤和解半表半里，一方面清热疏利气机，一方面健胃调和气血、补益津液，使上焦得通，津液得下，胃气因和，才能身濈然汗出，并不是其具有解表发汗作用。小柴胡汤方证病位属于半表半里，对于半表半里不可汗、不可吐下，只能和解半表半里。因此有学者认为小柴胡汤具有解表发汗作用的说法，是不对的。

266. 本太阳病不解，转入少阳者，胁下硬满，干呕不能食，往来寒热，尚未吐下，脉沉紧者，与小柴胡汤。

血弱气尽腠理开、邪气因入，指的就是从表入于半表半里。本太阳病不解，转入少阳者，就是从表入半表半里。症状表现为胁下硬满、干呕不能食、往来寒热。即少阳病常见症状的胸胁苦满、心烦喜呕、嘿嘿不欲饮食、往来寒热。脉沉紧，虽然不是半表半里的典型脉弦细，但症状典型，已能够确诊，尚未吐下，尚没有错误治疗，从半表半里之小柴胡汤论治。

100. 伤寒，阳脉涩，阴脉弦，法当腹中急痛，先与小建中汤，不瘥者，小柴胡汤主之。

96. 伤寒五六日中风，往来寒热，胸胁苦满，嘿嘿不欲饮食，心烦喜呕，或胸中烦而不呕，或渴，或腹中痛，或胁下痞硬，或心下悸，小便不利，或不渴，身有微热，或咳者，小柴胡汤主之。

本条在小建中汤方证讲过。小建中汤、小柴胡汤所对治的证候皆可出现腹痛。阳脉涩、阴脉弦，有气血不足的表现。先从里阴证太阴病的小建中汤论治。若不瘥，再从半表半里的小柴胡汤论治。小柴胡汤中也有参、姜、草、枣，也具有一定的补益作用，扶正祛邪、和解半表半里，也能够治疗腹痛，如第96条的腹中痛，但腹痛不是小柴胡汤方证的主症。

第 9 讲　临床应用小柴胡汤不能但见一证便是

　　有柴胡证，但见一证便是，不必悉具。大家熟悉这句话，于是经常见到口苦，不辨证就处方小柴胡汤，这是不对的。临床上口苦并非小柴胡汤证，如厥阴病柴胡桂枝干姜汤证也可以有口苦，半夏泻心汤证、乌梅丸证都有口苦的可能。苦为火之味，湿热证的时候也可以有口苦。

　　临床上如何确定小柴胡汤方证？

　　反复强调六经本质是 3 个病位、2 个病性构成的 6 个诊断，任何时候，都要先辨 3 个病位、2 个病性，再考虑具体方证，这就是先辨六经继辨方证的临床思维。但见一证便是，是有前提条件的，是先确定六经诊断，在半表半里阳证少阳病的基础上，见到小柴胡汤证四大症的一个症状，才能不必悉具，辨为小柴胡汤方证。

　　辨证，就是辨病机，方从法出、法随证立，方证是严谨的，方证相应，是方和证，也就是方和病机相应，而不是方和症状相应。不论是六经辨证，还是脏腑辨证，方都要和证相应。

　　任何时候，都不要失去了辨证论治的精神，任何时候，都要坚守先辨六经继辨方证的临床思维，强调辨别 3 个病位、辨别 2 个病性的临床思维。

101. 伤寒中风，有柴胡证，但见一证便是，不必悉具。凡柴胡汤病证而下之，若柴胡证不罢者，复与柴胡汤，必蒸蒸而振，却复发热汗出而解。

伤寒中风，属于太阳病，因为太阳病是病位在表，如果出现了寒热往来，胸胁苦满，心烦喜呕，嘿嘿不欲饮食，或者口苦、咽干、目眩等，说明已经不是单纯的太阳病了，因为太阳病是不会出现上述症状的。在伤寒、中风的基础上，见到上述症状能够确定合病有半表半里证，治疗上可以合入柴胡剂。

凡柴胡汤病证而下之，若柴胡证不罢者，复与柴胡汤。一者说明柴胡汤证不能下之，二者说明虽然误治，但柴胡证不罢，依然可以用柴胡汤治疗。方是为证服务的，有是证用是方。

本条和第 264 条的"不可吐下"、第 266 条的"尚未吐下"，都体现了辨证不准导致的错误治疗，因为半表半里证容易波及并出现部分里证的表现，容易被错误地辨证为里证从而给予里证的吐下治疗。错误治疗源于错误的诊断，因此辨证准确非常重要，辨证错了，后续的治疗就是错误的。

264. 少阳中风，两耳无所闻，目赤，胸中满而烦者，不可吐下，吐下则悸而惊。

266. 本太阳病不解，转入少阳者，胁下硬满，干呕不能食，往来寒热，尚未吐下，脉沉紧者，与小柴胡汤。

即使半表半里证被错误地下之，但只要有柴胡证，就可用柴胡剂，这体现了辨证论治的精神，有是证用是方。类似的如"凡麻黄汤病证而汗之，若麻黄证不罢者，复与麻黄汤"。

有人说小柴胡汤是发汗剂，是因为服小柴胡汤后有汗出。如第 101 条"复与柴胡汤，必蒸蒸而振，却复发热汗出而解"。汗法分为广义和狭义，狭义的汗法指的就是用麻黄、桂枝去辛温发汗。广义的汗法是服药后有汗出。如阳明腑实证的时候，喝一碗承气汤，阴阳调和，也可以见到体表微微汗出，因此某个特定环境下，服白虎汤、承气汤也可以有汗出的效果，如吴又可《温疫论》认为："凡见表里分传之证，务宜承气先通其里，里气一通，不待发散，多有自能汗解。"但绝不能认为白虎汤、承气汤是发汗剂。

气虚外感的时候，服补中益气汤通过扶正益气也可以使汗出解表，但不能说补中益气汤是发汗的。同样道理，小柴胡汤证是半表半里证，邪不在表，绝对不能用发汗的。服小柴胡汤后，因为"上焦得通，津液得下，胃气因和，身濈然汗出而解"，是因为小柴胡汤和解半表半里热邪，兼以补益气血，阴阳调和，才会有身濈然汗出的表现，并不是因为小柴胡汤是发汗剂。况且仲景反复强调半表半里不可发汗，如第265条："少阳不可发汗，发汗则谵语。"

230. 阳明病，胁下硬满，不大便而呕，舌上白胎者，可与小柴胡汤。上焦得通，津液得下，胃气因和，身濈然汗出而解。

半表半里本身有血弱气尽的病机，同时加上"柴胡汤病证而下之"的错误治疗，导致气虚津液不足，服药治疗后，正气来复，正胜邪去而汗出，类似战汗的机理，表现为必蒸蒸而振，却复发热汗出而解。

小柴胡汤和解半表半里，不是发汗剂。服柴胡汤，必蒸蒸而振，却复发热汗出而解，即第230条的"上焦得通，津液得下，胃气因和，身濈然汗出而解"，是服药后正气祛邪外出的表现。

379. 呕而发热者，小柴胡汤主之。

桂枝汤证也有发热，也有呕，如"翕翕发热，鼻鸣干呕者"；四逆汤证也可能有呕而发热。五苓散证可能也会有发热，也会有呕吐，水入则吐。因此，呕而发热，并不能确定一定是小柴胡汤方证。

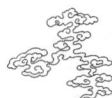

12. 太阳中风，阳浮而阴弱。阳浮者，热自发，阴弱者，汗自出。啬啬恶寒，淅淅恶风，**翕翕发热，鼻鸣干呕者**，桂枝汤主之。

377. 呕而脉弱，小便复利，**身有微热**，见厥者难治，四逆汤主之。

74. 中风发热，六七日不解而烦，有表里证，渴欲饮水，水入则吐者，名曰水逆，五苓散主之。

漫言变化千般状，不外阴阳表里间。不能见到一个呕而发热的患者，就想到小柴胡汤。不要着急考虑是哪一个方证，而是要先确定这个患者的病位和病性。如果没有明显表证、没有明显里证，辨为半表半里证，病性属阳证的时候，见到呕而发热，才可以考虑小柴胡汤方证。

与第101条的"有柴胡证，但见一证便是，不必悉具"的意思相同，本条的呕而发热，小柴胡汤主之，是有前提条件的，临床上千万不要犯经验主义，绝对不能见到呕而发热，就用小柴胡汤。

394. 伤寒瘥以后，更发热，小柴胡汤主之。脉浮者，以汗解之，脉沉实者，以下解之。

柴胡八两　人参二两　黄芩二两　甘草二两，炙　生姜二两　半夏半升，洗　大枣十二枚，擘

上七味，以水一斗二升，煮取六升，去滓，再煎取三升，温服一升，日三服。

伤寒瘥以后更发热，有3种情况：①脉浮者，病位在表，以汗解之。②脉沉实者，是里实证，下解之。③脉不浮不沉，除外表证、里证，病位在半表半里，用小柴胡汤和解。这反映了仲景的临床思维，其实还是强调辨病位、辨病性。

伤寒瘥以后，表证解了之后的更发热，如果脉不浮，不是表证，脉不沉实，不是里证。通过排除法，确定为半表半里证。所以表证解了之

后的复发热，从半表半里的小柴胡汤论治，前提是除外了表证和里证。

条文可以调整为：伤寒瘥以后，更发热，脉浮者，（病在表）以汗解之，脉沉实者，（病在里）以下解之，（脉不浮不沉者，病在半表半里，和解之）小柴胡汤主之。

第10讲　热入血室与柴胡剂

第 143 条、144 条、145 条，被称为热入血室的条文，其实就是月经期发热，治疗依然脱离不开辨证论治。

143. 妇人中风，发热恶寒，经水适来，得之七八日，热除而脉迟身凉，胸胁下满，如结胸状，谵语者，此为热入血室也，当刺期门，随其实而取之。

妇人月经期外感中风，恰逢行经，或经期外感、发热。外感时典型脉是脉浮紧，外感已、疾病痊愈则脉不浮不沉、从容和缓或偏弱一些。但由于月经的原因，此时造成相对的血虚、血弱气尽腠理开、邪气因入，虽然热除，却脉迟、身凉、胸胁下满，并不是疾病痊愈，而是由表入于半表半里，出现了典型的标志性症状：胸胁下满，即胸胁苦满。

胸胁下满、如结胸状，指的是胸胁下满，类似结胸的"心下因硬，则为结胸"。谵语为瘀热扰心，如结胸状，谵语者，结合经水适来，考虑是瘀热互结所致，也就是热和瘀血互结，热入血室、其血必结。治疗上当从半表半里论治，清热祛瘀，给邪以出路。

期门穴，属足厥阴肝经的募穴，在胸部乳头直下，第 6 肋间隙，前正中线旁开 4 寸。刺期门，疏利气血，利于瘀热外透。这是针刺的治疗，从内科来说，还是从半表半里柴胡证治疗。

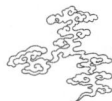

144. 妇人中风，七八日续得寒热，发作有时，经水适断者，此为热入血室，其血必结，故使如疟状，发作有时，小柴胡汤主之。

妇人外感七八日，寒热发作有时，表证未解，经水适断，不是经水自然结束，而是不正常的经水断。是热入血室，其血必结，导致经水适断。此时中风、寒热，就不是单纯表证，治疗必须考虑到月经问题。

第143条和第144条都有热入血室，本条应当存在第143条的"热除而脉迟身凉，胸胁下满，如结胸状，谵语者，此为热入血室也"。也可以当刺期门，随其实而取之。

热入血室、其血必结，月经突然停止，一方面出现了热入血室的表现，如谵语，一方面出现了结的表现，如胸胁下满，如结胸状，考虑瘀热互结，古人称之为热入血室。

如疟状，发作有时，如果无明显表证，用小柴胡汤和解半表半里，同时合入清热祛瘀治法，给邪以出路。

145. 妇人伤寒，发热，经水适来，昼日明了，暮则谵语，如见鬼状者，此为热入血室，无犯胃气，及上二焦，必自愈。

妇人伤寒，发热，在经期，昼日明了，暮则谵语，如见鬼状者，属于神昏谵语，往往见于阳明腑实证。但条文曰无犯胃气及上二焦，说明不是里实热证的阳明病，也不是表证未解的发热。

本条只是说经水适来，如果月经行经正常，邪有出路，病情相对轻，治疗上，无犯胃气，及上二焦，必自愈。

如果经断，再加上谵语，那就是热入血室、其血必结，血分通于心，热扰心神出现暮则谵语，如见鬼状者。治疗同前2条。

热入血室有胸胁下满的症状，病位在半表半里，可用小柴胡汤加减治疗，但治疗上需要考虑经断，考虑瘀热互结。在小柴胡汤基础上，常加入桃仁、红花活血逐瘀。如胡希恕先生认为：一般小柴胡汤配桃核承气汤或桂枝茯苓丸，如谵语、大便数日不通、腹痛拒按，可用大柴胡汤下之，合入桂枝茯苓丸或桃核承气汤。

叶天士在《温热论》中说：若热邪陷入，与血相结者，当宗陶氏小柴胡汤去参、枣加生地、桃仁、楂肉、丹皮或犀角等。若本经血结自甚，必少腹满痛，轻者刺期门，重者小柴胡汤去甘药加延胡索、归尾、桃仁；夹寒加肉桂心；气滞加香附、陈皮、枳壳等。然热陷血室之证，多有谵语，如狂之象，与阳明胃热相似。

思路大致相同，可供参考。

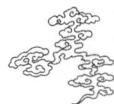

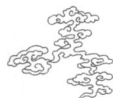

第 11 讲　小柴胡汤证的热不同于阳明病

小柴胡汤条文总共 13 条，含有胸胁部位描述的就有 9 条，占到 2/3，可见需要我们高度重视胸胁这一病位。冯世纶教授给我们归纳出小柴胡汤的方证特点：半表半里热证，见口苦、咽干、目眩、胸胁苦满、纳差者。

小柴胡汤为少阳病的代表方，不论伤寒还是杂病，有是证用是方。

263. 少阳之为病，口苦、咽干、目眩也。

264. 少阳中风，两耳无所闻，目赤，胸中满而烦者，不可吐下，吐下则悸而惊。

265. 伤寒，脉弦细、头痛发热者，属少阳。少阳不可发汗，发汗则谵语，此属胃，胃和则愈，胃不和，烦而悸。

326. 厥阴之为病，消渴，气上撞心，心中疼热，饥而不欲食，食则吐蛔，下之利不止。

提纲条文的"口苦、咽干、目眩"；第 264 条"两耳无所闻，目赤，胸中满而烦者"；第 265 条"头痛发热"，再如厥阴病第 326 条提纲证的"消渴，气上撞心，心中疼热，饥而不欲食"等，其中的口苦、咽干、目眩、耳聋、目赤、胸满心烦、头痛、消渴、心中疼热等，都属于人体上半部分的热性症状。

第264条的胸中满而烦者，和小柴胡汤第96条的胸胁苦满、心烦相对应。

第265条伤寒脉弦细，是为了和表证的脉浮紧相鉴别，因为在太阳病如桂枝汤证、麻黄汤证，都有头痛、发热，如何鉴别呢？从脉象上来鉴别，因为脉弦细不是表证的脉，所以伤寒，脉弦细、头痛发热者，属少阳证，不是表证，不可发汗。

少阳病的热，病位在半表半里，多表现为人体上半身孔窍的症状，不同于阳明病的里热。其提纲为"口苦、咽干、目眩"，虽然有热，但不重，尚未达到阳明里热的程度，属于人体上半部孔窍的热证，是半表半里的郁热，所以治法为和解半表半里，柴胡、黄芩清热，参、姜、草、枣补益气血。

少阳为半表半里，历代提出诸如"少阳枢机"，甚至还有三阳合病（太阳、少阳、阳明合病）治从少阳的观点等，都表明了半表半里病位承上启下的重要性，说明半表半里是介于表、里之间。

我们把热证归为阳明，因为半表半里的热，治法是和法，表证的热，治法是解表，只有里证阳明病的热，治法是清法，所以需要清热的热，都归为阳明，治疗方剂可见于麻黄配伍石膏的麻杏甘石汤、大青龙汤，热都归为阳明，六经辨证是太阳阳明合病，而不是太阳少阳合病。若在小柴胡汤证基础上热重，用生石膏清热，这个热已经超过了少阳病的热，归为少阳阳明合病。

小柴胡汤证的或然证比较多，源自半表半里病位的特殊性。

表证是正邪交争于人体的体表、人体的边境线，以四肢体表、肌肉关节、鼻部、呼吸系统症状为主，里证以胃肠系统、腹部症状为主，除此以外的大多症状反应都可归入于半表半里证，所以半表半里的症状复杂多变。半表半里的病机，一方面是邪热、气机郁阻，一方面是血弱气尽导致胃虚，波及各个脏器，出现各种或然证，相互夹杂导致症状复杂多样，从而表现为或然证多。具体在患者身上，或然证是可以出现也可以不出现的。

小柴胡汤方后注的煎药服药方法：上七味，以水一斗二升，煮取六升，去滓，再煎取三升，温服一升，日三服。

对于小柴胡汤去滓再煎，各家解释不一样。换个最简单的思维，去滓再煎其实就是药物煎煮时间更长、药物的一个浓缩过程，更有利于药物之间成分的融合。和法的方剂，寒热并用、虚实并用，方剂里边有含有热药，也有寒药，有清热祛邪、也有补益气血或温阳的药，治法、方向不一样，需要煎煮的时间更长一些，以更好地调和协调药物的治疗方向，所以去滓再煎的多是和法的方剂，如小柴胡汤、柴胡桂枝干姜汤、半夏泻心汤类方等。

当前颗粒剂用得比较多，颗粒剂都是单味药物，冲开服，缺少药物之间充分煎煮融合的过程，尤其是对于半表半里的方证，需要用和法，为了提高疗效，可以让颗粒剂溶开之后，在火上煮沸三五分钟，这样能够起到类似去滓再煎的作用。对于饮片，嘱煎煮时间长一些即可。

第12讲　太阳少阳合病的柴胡桂枝汤

柴胡桂枝汤，即小柴胡汤与桂枝汤的合方，六经辨证是太阳少阳合病，也是临床常见方证。常见于邪入少阳但表证未解，或一发病就是太阳少阳合病。

146. 伤寒六七日，发热，微恶寒，肢节烦疼，微呕，心下支结，外证未去者，柴胡桂枝汤主之。

桂枝去皮　黄芩一两半　人参一两半　甘草一两，炙　半夏二合半，洗　芍药一两半　大枣六枚，擘　生姜一两半，切　柴胡四两

上九味，以水七升，煮取三升，去滓，温服一升，本云人参汤，作如桂枝法，加半夏、柴胡、黄芩，复如柴胡法，今用人参作半剂。

101. 伤寒中风，有柴胡证，但见一证便是，不必悉具。凡柴胡汤病证而下之，若柴胡证不罢者，复与柴胡汤，必蒸蒸而振，却复发热汗出而解。

伤寒六七日，发热、微恶寒，肢节烦疼，这些都是表证，外证未去，需要解表。发热、微恶寒，表证较轻，且病程已六七日，用桂枝汤解表。

微呕、心下支结，没有胸胁苦满，心下支结的结，也是半表半里气机郁滞不通，表现为心下支结，只能说近似于胸胁苦满、胁下痞硬，不

是典型的半表半里。

只是在发热、微恶寒、支节烦疼、外证未去的基础上，伴见微呕、心下支结，用表证无法解释微呕、心下支结，说明此时不是单纯的表证，已有邪气入于半表半里，是表、半表半里的合病或并病。所以要在桂枝汤解表基础上合入小柴胡汤和解半表半里。如果见到寒热往来、心烦喜呕、胸胁苦满、嘿嘿不欲饮食，或者口苦、咽干、目眩，症状更典型、诊断更明确。

邪之所凑其气必虚，心下支结其实也是和半表半里的血弱气尽的病机有关，血弱气尽，胃虚，邪气入胃，心下支结，小柴胡汤中有参、姜、草、枣，能够照顾到由于胃虚邪气入胃导致的心下支结。

但见一证便是，不必悉具。就是在伤寒中风的桂枝汤证基础上，见到了微呕、心下支结，不能用伤寒中风桂枝汤证来解释，说明合病有半表半里，如果见到了柴胡四大症，那就更能说明邪陷半表半里。即可但见一证便是，不必悉具，合入小柴胡汤和解半表半里。

本方证属于太阳少阳合病，表证不重，可以用柴胡桂枝汤表里双解。半表半里相对于表属于里，半表半里相对于里属于外，所以第 104 条说"先宜服小柴胡汤以解外……"

我们可以把方看作一个整体，有是证用是方。类似的合方思路，还有桂枝麻黄各半汤、桂枝二麻黄一汤，都是方与方之间合。这给我们带来启示，掌握几个基本方证，有是证用是方，合方比合药更简洁。

在小柴胡汤证基础上，表证轻，可以用柴胡桂枝汤，表证重，也可以用小柴胡汤合葛根汤。在小柴胡汤证基础上，阳明无形里热重，用小柴胡汤合白虎汤，轻者用小柴胡加生石膏汤。阳明腑实证，用小柴胡汤合调胃承气汤、大承气汤，轻者可以用大柴胡汤或小柴胡加芒硝汤。

太阳少阳合病、太阳阳明合病，临床上还是比较常见的。因为很多外感患者，单纯表证相对少见，往往属于表里合病或表与半表半里合病。辨证属于太阳少阳合病的时候，柴胡桂枝汤方证、小柴胡汤合麻杏甘石汤方证，都是比较常见的方证。小柴胡汤合麻杏甘石汤，加生石膏说明里热重，属于三阳合病，也可以考虑柴葛解肌汤。

附：柴葛解肌汤，出自明代陶华《伤寒六书》，方药组成：柴胡、葛根、白芷、桔梗、羌活、石膏、黄芩、白芍、甘草、大枣、生姜。

太阳：葛根、白芷、羌活、生姜，辛温解表。

少阳：柴胡、黄芩、白芍、甘草、大枣，和解半表半里。

阳明：石膏、桔梗，清阳明里热利咽。

第 12 讲 太阳少阳合病的柴胡桂枝汤

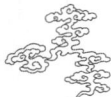

第13讲 柴胡加芒硝汤、柴胡加龙骨牡蛎汤

小柴胡汤的2个加减方，柴胡加芒硝汤、柴胡加龙骨牡蛎汤，也是少阳阳明合病方。

104. 伤寒十三日不解，胸胁满而呕，日晡所发潮热，已而微利，此本柴胡证，下之以不得利，今反利者，知医以丸药下之，此非其治也。潮热者，实也，先宜服小柴胡汤以解外，后以柴胡加芒硝汤主之。

柴胡二两十六铢　黄芩一两　人参一两　甘草一两，炙　生姜一两，切　半夏二十铢，本云五枚，洗　大枣四枚，擘　芒硝二两

上八味，以水四升，煮取二升，去滓，内芒硝，更煮微沸，分温再服，不解更作。臣亿等谨按：《金匮玉函》方中无芒硝。别一方云，以水七升，下芒硝二合，大黄四两，桑螵蛸五枚，煮取一升半，服五合，微下即愈。本云柴胡再服，以解其外，余二升加芒硝、大黄、桑螵蛸也。

伤寒十三日不解，病程长，往往邪气由表入里，病位在半表半里或里。胸胁满而呕是半表半里标志性症状，因此条文曰此本柴胡证。日晡所发潮热，是阳明里实热。辨证属少阳阳明合病。

潮热是里实热的表现，往往大便难，不会下利，但患者此时微利，为什么呢？条文自问自答，是医生错误的丸药下之导致的。为何丸药下

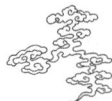

之是错误的？一方面本案有半表半里，需要在和解基础上攻下，如大柴胡汤，不能单纯攻下；一方面丸药多含有巴豆的温下药物，本案是少阳阳明合病，属热证，用含有巴豆的丸药温下，能够加重里热，所以说丸药下之，非其治也。

把本条看作一个医案，症状：伤寒十三日不解，胸胁满而呕，日晡所发潮热，微利。虽然大便微利，但潮热，里实热，辨证仍然属于少阳阳明合病，大便（微利）不难，不加大黄，不用大柴胡汤，可以用小柴胡汤和解半表半里，加芒硝咸寒清热祛邪，治疗这里的潮热，

本条是半表半里小柴胡汤证基础上伴有大便微利、潮热。如果潮热轻，以半表半里证为主，可以先服小柴胡汤，如果服小柴胡汤后不能解决，再用小柴胡加芒硝汤。

为什么说先服小柴胡汤以解外呢？半表半里相对于里为外。所以说小柴胡汤以解外，不是解表。服小柴胡汤后，潮热不解，依然存在，再加芒硝加大清热泄热的力度，如果能用小柴胡汤解决，那就不用小柴胡加芒硝汤。

229. 阳明病，发潮热，大便溏，小便自可，胸胁满不去者，与小柴胡汤。

本条类似第104条，胸胁满不去，即胸胁苦满，是半表半里证的典型标志性症状。发潮热是阳明病。六经辨证为少阳阳明。本不该下利，可能也是医以丸药下之。因为大便溏，治疗上先与小柴胡汤以解外。若服小柴胡汤后不解者，结合第104条来看，可与小柴胡加芒硝汤。如果发潮热、大便难、胸胁满，可与大柴胡汤加芒硝。因此第229条可以调整为：阳明病，发潮热，大便溏，小便自可，胸胁满不去者，先宜与小柴胡汤以解外。不解者，后以柴胡加芒硝汤主之。

临床上如何应用小柴胡加芒硝汤？需要注意芒硝是咸寒清热的，其主症是潮热，标志是里实热证。因此在小柴胡汤基础上，见到潮热，即

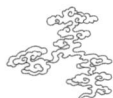

可加入芒硝咸寒清热，就像调胃承气汤证，并不是需要见到大便难。如果见到大便难，就需要加大黄了。

107. 伤寒八九日，下之，胸满烦惊，小便不利，谵语，一身尽重，不可转侧者，柴胡加龙骨牡蛎汤主之。

柴胡四两　龙骨　黄芩　生姜切　铅丹　人参　桂枝去皮　茯苓各一两半　半夏二合半，洗　大黄二两　牡蛎一两半，熬　大枣六枚，擘

上十二味，以水八升，煮取四升，内大黄，切如棋子，更煮一两沸，去滓，温服一升。本云柴胡汤，今加龙骨等。

柴胡加龙骨牡蛎汤，药物分成 3 组：①有柴胡、黄芩、半夏、人参、生姜、大枣，缺少炙甘草。可以认为是在小柴胡汤基础之上加味。②有大黄、龙骨、牡蛎、铅丹清热重镇安神，因此主要矛盾是少阳阳明合病。③有桂枝、茯苓、生姜、半夏，还存在痰饮水湿因素。

伤寒八九日，下之，引邪入于半表半里，胸满属半表半里，烦惊、谵语，有里热，龙骨、牡蛎、铅丹重镇安神，同时加了一个大黄清热，类似"以承气汤微溏，止其谵语"。

条文的小便不利、胸满、一身尽重、不可转侧，有湿邪困阻。半夏、生姜再加茯苓，是小半夏加茯苓汤，加桂枝，一方面苓、桂也是利水利湿的常用组合，一方面一身尽重、不可转侧，可能有轻度表证不解。错误下之，津液已伤，不用麻黄，用桂枝微微发汗解表，所以桂枝只有一两半。可以参考第 28 条桂枝去桂加茯苓白术汤，去桂枝是为了减弱解表的力度，和本条的桂枝剂量小道理是一样的。

本条本是表里合病，外邪内饮，经过错误下之治疗后，陷入于半表半里，同时化热出现谵语烦惊，伴有湿邪困表，主要矛盾是少阳阳明合病，严格说起来呢，是少阳阳明夹湿，也可认为是湿热证，兼有表证未解。

治疗上，小柴胡汤和解半表半里，加大黄、龙骨、牡蛎、铅丹清热重镇安神，加桂枝、茯苓解表兼以利湿。铅丹重镇安神，临床常用生铁落或灵磁石等替代。

118. 火逆下之，因烧针烦躁者，桂枝甘草龙骨牡蛎汤主之。

112. 伤寒脉浮，医以火迫劫之，亡阳必惊狂，卧起不安者，桂枝去芍药加蜀漆牡蛎龙骨救逆汤主之。

107. 伤寒八九日，下之，胸满烦惊，小便不利，谵语，一身尽重，不可转侧者，柴胡加龙骨牡蛎汤主之。

龙骨、牡蛎也是临床上常用重镇安神的药对，注意是生龙骨、生牡蛎，不能用煅龙骨、煅牡蛎。应用龙骨、牡蛎，都是烦躁、惊狂、烦惊，不是热重，而是伴有津液不足的虚热。因为都是错误治疗伤津液伤阳气所致的虚热，所以用龙骨、牡蛎重镇兼以清热滋阴。后世认为牡蛎也是咸寒清热滋阴药物的代表，如温病的三甲复脉汤，把鳖甲、龟甲、牡蛎放在一起。如果是热重所致的烦躁、惊狂、烦惊，需要加大黄，以承气汤微溏，止其谵语。

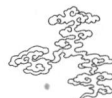

第14讲　少阳阳明合病的大柴胡汤

少阳阳明合病的代表方是柴胡加芒硝汤、柴胡加龙骨牡蛎汤、小柴胡加生石膏汤、大柴胡汤。在小柴胡汤证基础上，伴见潮热且为主，选择柴胡加芒硝汤；伴见谵语烦惊、湿邪困表，选择柴胡加龙骨牡蛎汤；伴见阳明经证的无形之热，选择小柴胡加生石膏汤；伴见阳明腑证的有形之热，选择大柴胡汤。

103. 太阳病，过经十余日，反二三下之，后四五日，柴胡证仍在者，先与小柴胡。呕不止，心下急，郁郁微烦者，为未解也，与大柴胡汤，下之则愈。

太阳病，过经十余日，过经就是过了太阳病的阶段，邪气入了半表半里。反二三下之，是错误的治疗，容易形成坏证或者陷入于阴证。我们治疗还是辨证论治的，有是证用是方，假若后四五日，柴胡证仍在者，仍然可以给予小柴胡汤治疗。

在小柴胡汤证，也就是在半表半里证基础之上，呕不止，心下急，郁郁微烦者，症状明显比小柴胡汤证重。小柴胡汤是心烦喜呕，这里是呕不止，郁郁微烦是由郁热扰心所致。小柴胡汤证是胸胁苦满、心下支结，这里是心下急，那就说明心下部位有实邪阻滞，导致了呕不止、心下急、郁郁微烦，如果加上腹诊，应该有按压疼痛拒按。

呕不止、心下急、郁郁微烦，症状较小柴胡汤证重，不是小柴胡能够解决的。呕不止、郁郁微烦的原因在于心下急，条文并没有提及大便难的问题，但是条文曰"与大柴胡汤，下之则愈"。下之则愈，说明半表半里合病有阳明腑实，往往伴有大便难的情况。

少阳阳明合病，有阳明腑实，在小柴胡汤和解半表半里基础上，加入大黄、枳实、芍药攻逐里实热邪，即大柴胡汤。

柴胡证仍在者，先与小柴胡，和第104条的治疗原则类似，都是能用小柴胡汤解决的，就用小柴胡汤。不能解决的，再用小柴胡加芒硝汤或大柴胡汤。

104.伤寒十三日不解，胸胁满而呕，日晡所发潮热，已而微利，此本柴胡证，下之以不得利，今反利者，知医以丸药下之，此非其治也。潮热者，实也，先宜服小柴胡汤以解外，后以柴胡加芒硝汤主之。

大柴胡汤证有阳明腑实，为何条文说二三下之，而病情不解呢？因为这里不是单纯的阳明腑实，而是少阳阳明合病，必须和解半表半里基础上给予攻下，不能单纯下之。

165.伤寒发热，汗出不解，心中痞硬，呕吐而下利者，大柴胡汤主之。

柴胡半斤　黄芩三两　芍药三两　半夏半升，洗　生姜五两，切枳实四枚，炙　大枣十二枚，擘

上七味，以水一斗二升，煮取六升，去滓再煎，温服一升，日三服。一方加大黄二两。若不加，恐不为大柴胡汤。

伤寒发热，汗出能解的是表证的发热。汗出不解，说明不是表证的发热，而是里证或半表半里证的发热。心中痞硬，和第103条的心下急，病机类似，都说明心下胃部痞硬、急结不通，因实邪阻滞、气机不通而表现为胃部症状，呕吐、呕不止，心下急、心下痞硬，肠道表现为下利，但便下不畅，虽然呕吐、下利，但邪实不去，依然是阳明里实热证的表

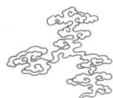

现，所以用大柴胡汤下之则愈。

本条虽然未提到半表半里的症状，但大柴胡汤证是少阳阳明合病，当存在半表半里证的表现，如柴胡证的寒热往来、胸胁苦满等。

很多人认为，下利就不会有阳明腑实，这是不对的。比如大承气汤证有自利清水，小承气汤条文也有下利的情况。本条的大柴胡汤方证虽然有下利，但心中痞硬，有邪实，依然需要在和解基础上攻下祛邪，本条的下利属于阳明腑实证的下利，当存在里急后重、大便臭秽、腹诊当有心下、腹部疼痛拒按等。

321. **少阴病，自利清水，色纯青，心下必痛，口干燥者，可下之，宜大承气汤。**

374. **下利谵语者，有燥屎也，宜小承气汤。**

大柴胡汤证和大承气汤证如何鉴别？

二者都存在阳明里实热，即阳明腑实的表现，但大柴胡汤证不是单纯的阳明腑实，而是伴有半表半里证，治法是和解半表半里兼以攻下阳明腑实。大承气汤证是单纯的阳明腑实，且程度较大柴胡汤证为重。如果在少阳病基础上，阳明腑实症状明显，如潮热，大柴胡汤也可以再合入芒硝。

136. 伤寒十余日，热结在里，复往来寒热者，与大柴胡汤。但结胸，无大热者，此为水结在胸胁也。但头微汗出者，大陷胸汤主之。

热结在里，是阳明里实热证，在阳明里实热证基础之上，又见到了半表半里证标志性症状的往来寒热，故辨证为少阳阳明合病。少阳病基础上有热结在里，用大柴胡汤，和解半表半里基础上兼以攻下。

结胸证也是阳明病里实热证，水热互结。因为水热互结，热被水湿遏阻而不张扬，故无大热表现，无蒸蒸发热的阳明腑实表现，无潮热汗出，只是但头微汗出。本条也是大柴胡汤和大陷胸汤的鉴别条文。大陷胸汤证是阳明病水热互结于胸胁，无大热，大柴胡汤证有大热，热较大陷胸汤证为重、明显。

《金匮要略·腹满寒疝宿食病脉证治第十》：按之心下满痛者，此为实也，当下之，宜大柴胡汤。

喜按为虚、拒按为实，按之心下满痛者，此为实也，即心下有邪实，表现为心下痞硬、心下急、满痛等，当下之，宜大柴胡汤。说明不是简单的阳明里实热，而是少阳阳明合病。

将上述条文结合来理解，第103条的心下急、第165条的心中痞硬，都是邪实的表现，必然会伴有心下满痛。大柴胡汤方证是少阳阳明合病，病机是热结在里和邪郁少阳，治法是在和解半表半里基础上去下之，不是单纯下之。

一定要注意，如果是单纯的阳明里实热证，我们可以用以大黄为代表的承气汤下之，但是合并有半表半里证，必须在和解半表半里证基础之上才能给予攻下，如果不和解半表半里，直接给予攻下，也是错误的治疗。

大柴胡汤证也是临床比较常见的方证，需要我们重视。简单来讲，在小柴胡汤证基础上，见到阳明里实热，表现为大便难、胃脘部或腹部胀疼拒按，脉不弱者，皆可攻下，给予大柴胡汤。

第14讲 少阳阳明合病的大柴胡汤

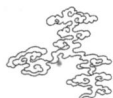

第15讲　四逆散（附枳实芍药散）

小柴胡汤、四逆散是少阳病的两大代表方，也是柴胡剂的基础底方。

318. 少阴病，四逆，其人或咳或悸，或小便不利，或腹中痛，或泄利下重者，四逆散主之。

甘草炙　枳实破，水渍，炙干　柴胡　芍药

上四味，各十分，捣筛，白饮和服方寸匕，日三服。咳者，加五味子、干姜各五分，并主下利；悸者，加桂枝五分；小便不利者，加茯苓五分；腹中痛者，加附子一枚，炮令坼；泄利下重者，先以水五升煮薤白三升。煮取三升，去滓，以散三方寸匕内汤中，煮取一升半，分温再服。

半表半里证的病机是血弱气尽腠理开、邪气因入。条文冠名为少阴病，说明存在一定的津液不足，脉可能偏细弱。实际上四逆散证并不是少阴病，少阴病是表阴证，需要温阳解表，代表方是麻黄附子甘草汤、桂枝加附子汤。

四逆，一方面是津血不足。一方面是气机郁阻，在津液不足基础之上，也有半表半里气机郁阻，类似阴虚烦热的情况。抓住本方证的两大病机，一个是津血不足，用芍药、甘草，侧重于酸甘化阴、滋补津液，如桂枝汤中就有芍药、甘草。一个是半表半里气机郁阻、有郁热，用柴胡、枳实来和解半表半里，疏利气机、透散郁热。

津血不足，不能润肺则咳，不能养心则悸，小便无源则小便不利，不能濡养则腹中痛，可导致或咳或悸，或小便不利，或腹中痛。

半表半里气机郁阻，影响诸脏器，同样可以导致或咳或悸，影响到水液代谢则小便不利，气机郁阻不通则腹中痛。综上可导致或咳或悸，或小便不利，或腹中痛。

其人或咳或悸，或小便不利，或腹中痛，一方面是因津血不足，一方面是由半表半里气机郁阻所致。

腹中痛是芍药的主症，如真武汤证的腹痛，桂枝加芍药汤证的腹痛，小建中汤证的腹痛，当归芍药散证的腹痛。即使下利伴有腹痛，也用白芍，如后世治疗热痢的芍药汤。

泄利下重，下利有里急后重感。下利可导致津伤，用芍药、甘草。下重说明气机郁阻不通。方中无黄芩，反推里热不重，方中无大黄，不是阳明腑实证的下重，更强调气机郁阻，用柴胡、枳实疏利气机、再加芍药、甘草养津液、缓急止痛。

《金匮要略》产后腹痛，烦满不得卧。枳实芍药散主之。

枳实芍药散方

枳实烧令黑，勿太过　芍药等分

上二味，杵为散，服方寸匕，日三服。并主痈脓，以麦粥下之。

产后腹痛，前提是产后，病机是血虚腹痛。古代产后多有出血，多有血虚。烦满不得卧，有热，但热并不重，更多是气机郁阻不通所致的烦满不得卧、烦躁不安。就像一些更年期的患者，五心烦热，但实际上热并不重，更多是郁热、气机郁阻不通所致。枳实芍药散方证，如果热重，参考第79条或第303条，至少加栀子或者黄芩、黄连。

79.伤寒下后，心烦腹满，卧起不安者，栀子厚朴汤主之。

303. 少阴病，得之二三日以上，心中烦，不得卧，黄连阿胶汤主之。

热证的心烦、腹满不得卧，轻者用栀子，重者用黄芩、黄连。所以枳实芍药散证症状更多是烦、满，里热并不重，更多是由气机郁阻不通所致。

四逆散可以看作枳实芍药散、芍药甘草汤再加柴胡而来。四逆散中含有枳实芍药散，所以四逆散证的主症以腹部症状为主，津血不足兼有气机郁阻，以烦为主，有热但热不重，所以以柴胡、枳实疏利气机为主。虽然条文曰四逆，但临床上见到四逆的情况相对少，更多是手足心热。

96. 伤寒五六日中风，往来寒热，胸胁苦满，嘿嘿不欲饮食，心烦喜呕，或胸中烦而不呕，或渴，或腹中痛，或胁下痞硬，或心下悸，小便不利，或不渴，身有微热，或咳者，小柴胡汤主之。

318. 少阴病，四逆，其人或咳或悸，或小便不利，或腹中痛，或泄利下重者，四逆散主之。

四逆散，其人或咳或悸，或小便不利，或腹中痛，小柴胡汤方证同样可见到，或咳或悸，或小便不利，或腹中痛。二者如何鉴别？

二者都归属于半表半里阳证的少阳病。小柴胡汤是少阳病的典型代表方，病位更侧重于胸胁部，以胸胁苦满为主要表现，半表半里的热相对明显，如口苦、咽干、目眩。而四逆散是以枳实芍药散为基础，更突出腹部症状，如腹中痛、泄利下重。

或然证多，是半表半里证的特点。四逆散条文的症状并不见得都一定出现，只要临床辨治属于少阳病，气机郁滞、热不重，且以腹部症状为主，皆可用四逆散加减。如女性更年期的五心烦热，多以四逆散为底方加减。热重可再加牡丹皮、栀子、黄芩，血虚可以合入四物汤等。

四逆散证、四逆汤证皆有四逆，但四逆汤证为里阴证，病机是阳虚的四逆，四逆散虽有芍药、甘草养津液，但病机侧重于气机郁滞，无阳虚，而是阳气郁滞，仍归属于阳证。真正对治热深者厥亦深，往往属于承气汤或白虎汤，不是四逆散能够解决的。

四逆散和栀子豉汤也类似，都是火郁发之的代表方，因为柴胡、枳实也有疏利气机的作用。逍遥散是疏肝解郁的代表方，源自四逆散。逍遥散出自《太平惠民和剂局方》，方药组成为白术、茯苓、当归、白芍、炙甘草、生姜，在益气养血基础上，加入柴胡、薄荷疏理气机，相对比四逆散适应指征更广。后世的柴胡疏肝散，即在四逆散基础上加香附、陈皮、川芎而成。临床上大便偏干或腹满用枳实，大便不干或胸胁苦满用枳壳。郁热明显，牡丹皮、栀子也可加入。

表 5　小柴胡汤、四逆散、大柴胡汤方药组成

小柴胡汤	柴胡、黄芩	半夏、生姜	人参、甘草、大枣	
四逆散	柴胡		甘草	枳实、芍药
大柴胡汤	柴胡、黄芩	半夏、生姜	大枣	枳实、芍药、大黄

小柴胡汤证一方面郁热明显，如口苦、咽干、目眩、往来寒热、心烦喜呕，一方面侧重于胸胁，如胸胁苦满。大柴胡汤证属于少阳阳明合病，在半表半里基础上更突出阳明里实热，如大便难、心下急、腹胀腹痛。四逆散也可以看作大柴胡汤的简方，大柴胡汤方证，热不重去黄芩，没有呕，去半夏、生姜，大便不难去大黄，用甘草替换大枣，就成了四逆散（见上表 5）。

四逆散证介于小柴胡汤证和大柴胡汤证之间，有津液不足，用芍药、甘草，胸胁或腹部气机郁阻，有半表半里热，但热不重，用柴胡、枳实。

临床上，对于女性月经不调或更年期，辨证为厥阴病，常用柴胡桂枝干姜汤合当归芍药散，若热轻，气机郁滞明显，选用四逆散合当归芍药散，其实这就是加强版的逍遥散。

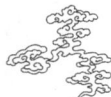

第 16 讲　少阳病相关条文

少阳病方证少，剩余涉及少阳病的条文，解读如下。

150. 太阳少阳并病，而反下之，成结胸，心下硬，下利不止，水浆不下，其人心烦。

太阳少阳并病，是由太阳传入少阳但太阳病未解。合病是同时出现的。不论是合病还是并病，当我们诊治的时候，太阳病、少阳病都存在，治疗都是表与半表半里双解，如柴胡桂枝汤。不论是太阳还是少阳，都是不能下之。反下之的反字，说明这个下之是错误的。

错误下之，引邪入里，形成了结胸，如第 131 条曰：病发于阳，而反下之，热入因作结胸……所以成结胸者，以下之太早故也。可以和本条互参。

131. 病发于阳，而反下之，热入因作结胸；病发于阴，而反下之，因作痞也。所以成结胸者，以下之太早故也。结胸者，项亦强，如柔痉状，下之则和，宜大陷胸丸。

结胸、心下硬、下利不止、水浆不下、其人心烦。结胸是阳明病里实热证，水热互结于心下、胸胁。此时若脉不虚，从结胸论治。如果脉已虚，加上下利不止、水浆不下，属于阴证，上实下虚，病情危重难治。

267. 若已吐下、发汗、温针，谵语，柴胡汤证罢，此为坏病。知犯

何逆，以法治之。

柴胡汤证罢，说明之前可能存在柴胡汤证。柴胡汤证是半表半里证，当和之。吐下、发汗、温针都是不对的。若已吐下、发汗、温针，各种错误的治疗形成了坏证，柴胡汤证罢，那就不能从柴胡证论治了。

坏病，在第16条也出现过1次，也是经过错误治疗导致的病情加重、复杂难治的局面，即逆证。怎么办呢？依然是辨证论治，知犯何逆，以法治之，和第16条的"观其脉证，知犯何逆，随证治之"是一个意思。

16. 太阳病三日，已发汗，若吐，若下，若温针，仍不解者，此为坏病，桂枝不中与之也。观其脉证，知犯何逆，随证治之。桂枝本为解肌，若其人脉浮紧，发热汗不出者，不可与之也。常须识此，勿令误也。

谵语，热邪扰心所致，如高热患者的神昏、说胡话就是谵语。柴胡汤证罢，出现谵语，大概率属于阳明病，治疗如大黄黄连泻心汤、承气汤。当然吐下、发汗、温针的错误治疗也可损伤津液阳气而陷入阴证，附子泻心汤也有可能用到。

270. 伤寒三日，三阳为尽，三阴当受邪，其人反能食而不呕，此为三阴不受邪也。

伤寒三日，三阳为尽，三阴当受邪，这是一个时间概念，临床当中不能以时间来诊断、确定疾病的传变，一定要根据四诊来辨，辨证论治的证，是对四诊信息的归纳，时间只是一个参考。比如本条就是以是否能食、是否呕来判定，也不是依据时间的。

阳证、阴证的本质是正气（阳气）的虚实。阳证时，正气足，胃肠功能不虚，故能食而不呕。阴证的时候正气已虚，胃肠功能已弱，故不能食而呕。通过其人反能食而不呕，说明正气尚可，胃肠功能不弱，仍属于阳证，故曰此为三阴不受邪也。

所以我们临床经常问患者吃饭情况怎么样、大小便怎么样，有无胃肠道症状，都是为了判断患者的病位和病性，判断正气的虚实，进而判断阴证、阳证。

271. 伤寒三日，少阳脉小者，欲已也。

少阳脉是脉弦或脉弦细，伤寒三日，少阳脉小者，脉小说明邪气已去，故曰欲已。临床上还是需要四诊合参的。类似的条文，如第 274 条的"太阴中风……阳微阴涩而长者，为欲愈"。

274. 太阴中风，四肢烦疼，阳微阴涩而长者，为欲愈。

太阴中风，四肢烦疼，可以理解为在太阴病基础上，伴有表证（四肢烦疼）未解。浮取为阳、沉取为阴。阳微，即浮取脉微，说明表证较轻。阴涩，即沉取脉涩不足，属于太阴。太阴病脉当沉弱或短或迟，此时脉虽阳微阴涩，但脉长不短，脉长说明正气来复或正气不虚，加上表证已轻（浮取脉微），故曰为欲愈。

160. 伤寒吐下后，发汗，虚烦，脉甚微，八九日心下痞硬，胁下痛，气上冲咽喉，眩冒，经脉动惕者，久而成痿。

伤寒吐下后，发汗，都是各种错误的治疗，伤津液伤阳气，陷入于阴证，故曰脉甚微。虚烦指的是虚性的烦，属于阴证。八九日心下痞硬，胁下痛，存在半表半里的病位。

气上冲咽喉，有胃气上逆，或者是表证未解的气机上逆，经脉动惕者，类似真武汤方证的身𬌗动，都是由津液不足不能濡养所致，故曰久而成痿。痿是草木枯萎不荣的意思，即虚证、阴证。

82. 太阳病发汗，汗出不解，其人仍发热，心下悸，头眩，身𬌗动，振振欲擗地者，真武汤主之。

心下痞硬，是邪气结于心下，邪之所凑，其气必虚，说明心下部位是虚的，也是错误治疗伤津液伤阳气所导致的心下虚、心下痞硬。所以《伤寒论》中关于心下痞的时候多用人参来健胃益气治疗。虚证、阴证的痞，离不开人参。

第17讲　少阳病的针刺治疗

《伤寒论》中涉及针灸内容不少，如多处条文的烧针、温针，属于针刺治疗。

8.太阳病，头痛至七日以上自愈者，以行其经尽故也。若欲作再经者，**针足阳明**，使经不传则愈。

24.太阳病，初服桂枝汤，反烦不解者，**先刺风池、风府**，却与桂枝汤则愈。

231.阳明中风，脉弦浮大而短气，腹都满，胁下及心痛，久按之气不通，鼻干不得汗，嗜卧，一身及目悉黄，小便难，有潮热，时时哕，耳前后肿，**刺之小瘥**，外不解，病过十日，脉续浮者，与小柴胡汤。

308.少阴病，下利便脓血者，**可刺**。

与少阳病相关的针刺条文，共6条，其中5条涉及期门。

108.伤寒，腹满谵语，寸口脉浮而紧，此肝乘脾也，名曰纵，刺期门。

腹满、谵语，是阳明里实热证的承气汤证，寸口脉浮而紧，有表证未解，是太阳阳明合病。肝乘脾也可能是脏腑辨证、经络辨证的一个诊断，针刺期门，属于针刺方面的治疗。期门属于肝经募穴，在胸部乳头直下，第6肋间隙，前正中线旁开4寸。针刺期门有疏肝行气活血的作

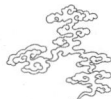

用，利于清热疏利气血，需要注意避免刺伤内脏。

189. 阳明中风，口苦咽干，腹满微喘，发热恶寒，脉浮而紧，若下之，则腹满小便难也。

第 189 条与本条类似，也是太阳阳明合病的脉浮而紧、腹满，治疗上不能下之，只能表里双解。从针刺期门来看，本条当合并有半表半里证，反推是三阳合病。三阳合病，轻则治从少阳，重则三阳同治，针刺期门也是从少阳论治的一种手段。

109. 伤寒发热，啬啬恶寒，大渴欲饮水，其腹必满，自汗出，小便利，其病欲解，此肝乘肺也，名曰横，刺期门。

伤寒发热，啬啬恶寒，是太阳表证未解。大渴欲饮水，其腹必满，是阳明里热。整体来看为表里合病的太阳阳明合病。自汗出，是里热逼迫津液外泄。外窍通则汗出、内窍通则小便利，其病欲解，只能说因为自汗出，表证当解。

肝乘肺，名曰横，刺期门。类似少阳阳明合病，针刺期门疏利气机，利于清热透邪。方证选择上，因为有汗出，可考虑小柴胡加生石膏汤，重则用小柴胡汤合白虎加人参汤。

142. 太阳与少阳并病，头项强痛，或眩冒，时如结胸，心下痞硬者，当刺大椎第一间，肺俞、肝俞，慎不可发汗；发汗则谵语，脉弦，五日谵语不止，当刺期门。

太阳少阳病并病，头项强痛是表证未解，或眩冒是气上冲，时如结胸，说明不是真正的结胸，类似结胸的胸胁苦满、心下痞硬，当刺大椎第一间，肺俞、肝俞。

因为是太阳少阳并病，在少阳病条文中，仲景明确指出少阳不可发汗。所以不能单纯解表发汗，治疗要表里双解，如柴胡桂枝汤，在和解半表半里基础上才能发汗。

少阳不可发汗，发汗不能祛邪，且更伤津液，发汗的药物都是辛温的麻黄、桂枝，发汗则加重里热，故发汗则谵语，脉弦说明是少阳病，五日谵语不止，当刺期门。

针刺期门，是针灸方面的治疗，如果本条口服汤药的话，依据太阳少阳并病、谵语、脉弦，和三阳合病、以少阳为中心的治疗原则，可考虑小柴胡加石膏汤或大柴胡汤加减。

本条强调了太阳少阳并病，不可单独发汗，发汗则谵语。太阳少阳合病，甚至三阳合病的时候，根据情况也可发汗，只是不可单独发汗，如柴胡桂枝汤治疗太阳少阳合病（并病）时，也是表里双解的治法。

171. 太阳少阳并病，心下硬，颈项强而眩者，当刺大椎、肺俞、肝俞，慎勿下之。

本条也是太阳少阳并病，心下硬，类似柴胡桂枝汤的心下支结。颈项强而眩者，表证未解。

本条和第142条是比较近似的，第142条是头项强痛、或眩冒、心下痞硬，本条是心下硬，颈项强而眩者。症状一致，都是太阳少阳并病。第142条强调不可发汗，本条强调不可下之，都是说明少阳病的时候，不能单纯发汗或单纯攻下。

当刺大椎、肺俞、肝俞是针刺的治疗，利于解表、疏利半表半里气机，从方证来说，还是从半表半里柴胡证论治。

本条强调了太阳少阳并病，慎勿下之。第142条强调了太阳少阳并病，不可发汗。第264条强调了少阳病不可吐下。因此，少阳病的治法是只能和解。

264. 少阳中风，两耳无所闻，目赤，胸中满而烦者，不可吐下，吐下则悸而惊。

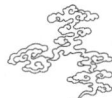

143. 妇人中风，发热恶寒，经水适来，得之七八日，热除而脉迟身凉，胸胁下满，如结胸状，谵语者，此为热入血室也，当刺期门，随其实而取之。

胸胁下满、如结胸，是半表半里的症状。谵语者，此为热入血室也，即瘀热互结、热扰心神，不是一个真正的结胸。

经期外感、发热，由于月经的原因，其造成相对的血虚、血弱气尽腠理开、邪气因入，胸胁下满，如结胸状，由表入于半表半里。治疗上当从半表半里柴胡证论治，合入清热活血祛瘀的药物。针刺期门疏利气血，利于瘀热外透。

216. 阳明病，下血谵语者，此为热入血室，但头汗出者，刺期门，随其实而泻之，濈然汗出则愈。

热入血室，瘀热互结，热迫血妄行则下血，热邪扰心则谵语。汗出也是里热逼迫津液外泄，那为什么但头汗出？源自瘀热互结、瘀热在里，热被瘀血所遏，类似湿遏热伏，瘀热在里，热不能透达，所以但头汗出。古人认为属于热入血室，需要清热凉血、甚则活血祛瘀。多用小柴胡汤或大柴胡汤合桂枝茯苓丸或桃核承气汤治疗。

随其实而泻之，濈然汗出则愈。

针刺期门起到疏利气机的治疗作用，有助于邪气的透达，利于邪气的祛除，上焦得通，津液得下，胃气因和，身濈然汗出而解。

针刺期门的条文，从症状来看属于阳证，有太阳少阳合病，有三阳合病，有少阳阳明合病的情况。

古人也有针刺治疗的方法，可以起到缓解病情的治疗作用，针刺治疗的目的也在于清热、疏利气机，利于邪热的透散。所以后世提出了火郁发之，一方面清热，一方面要给邪以出路，比如石膏的辛寒透散、栀子豉汤的清宣郁热、大黄的给邪以出路，都需要引起临床的重视。

我们需要明白，《伤寒论》中虽然以六经辨治、汤液治疗为主，也保留了其他的治疗方法，如烧针令其汗、熏之、针刺、艾灸等治疗方法。

经方是一个学术流派，在《汉书·艺文志·方技略》中就有经方、医经、神仙、房中等流派。经方者本草石之寒温，量疾病之浅深，用六经八纲体系辨治疾病，强调方证相应，以《神农本草经》《伊尹汤液经》《伤寒杂病论》为代表著作的学术流派。

晋代皇甫谧《针灸甲乙经序》："伊尹以元圣之才，撰用《神农本草》，以为《汤液》。"又云："仲景论广《伊尹汤液》为十数卷，用之多验，近代太医令王叔和撰次仲景遗论甚精，皆可施用。"《伤寒论》也是仲景在前人基础上撰写而成，因此条文中夹杂一些前人的内容。整体来看，仲景用的是六经辨证，先辨六经继辨方证。

针刺期门、大椎、肺俞、肝俞，是针刺治疗，涉及经络辨证，诊断也是肝乘脾、肝乘肺，属于脏腑或五行内容，不必过于深究。

临床上针刺、艾灸也可以作为六经辨证体系下汤液治疗的有益补充，前提依然是辨3个病位、2个病性，辨证给予针刺、艾灸。如对于阴证，可以给予艾灸关元、足三里，针刺足三里等。对于表证，可以针刺足太阳膀胱经的穴位昆仑、手太阳小肠经的后溪等，利于解表，对于半表半里热证，可以针刺期门、阳陵泉、外关等。

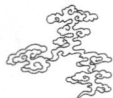

第18讲　厥阴病的本质是
半表半里的阴证

　　八纲辨证的病位是二分法，非表即里。六经辨证的病位是三分法，即表、里、半表半里。温病卫气营血辨证，病位可以看作四分法，分别是卫分、气分、营分、血分。脏腑辨证体系中，五行与五脏对应，病位是五脏六腑，其中五脏可以看作五分法，将世间疾病从脏腑角度分成了五大类。这些都是中医从不同角度认识疾病的病机。

　　《医宗金鉴·伤寒心法要诀》曰："漫言变化千般状、不外阴阳表里间。"强调的是八纲辨证，世间疾病千变万化，万变不离其宗，病性不外乎阴阳，病位不外乎表里。六经来自八纲，六经辨证与八纲辨证的病性都是阴阳，只是病位较八纲辨证多了一个半表半里。

　　六经的本质是3个病位、2个病性构成的6个诊断，3个病位是表、里、半表半里。2个病性是阴与阳。六经辨证，辨的就是3个病位、2个病性。

　　因此，在《医宗金鉴》的基础上，我们提出：漫言变化千般状、不外阴阳表里半。

　　八纲辨证的2个病位、六经辨证的3个病位，前者是二分法，后者是三分法。一根木棍，一分为二，一半是阴证，一半是阳证。一根木棍，一分为三，首尾两端分别是阴证、阳证，中间部分就是半表半里证。我们经常举例，早餐吃的鸡蛋，最外层是蛋壳，最里层是蛋黄，介于二者中间的是蛋清，即半表半里。

表里易辨，相对单纯，而半表半里证相对表里而言，症状复杂多变，所以先讲表证和里证，最后讲半表半里证，在表证、里证的基础上学习半表半里的少阳病和厥阴病，相对更简单。

326. 厥阴之为病，消渴，气上撞心，心中疼热，饥而不欲食，食则吐蛔，下之利不止。

厥阴之为病，消渴，气上撞心，心中疼热，饥而不欲食，食则吐蛔，下之利不止。意思是见到上述症状，即辨证为厥阴病。临床中见到典型提纲条文的症状者相对少见，很多时候我们不能依据提纲条文的症状达到诊断厥阴病的目的。因此，更多的时候我们只能通过辨3个病位、2个病性，达到辨六经的目的。

我们要透过现象看本质，透过临床症状看到背后的病机、背后的证，找到病和症背后证的过程，就是辨证。

消渴，就是口渴，属于热。气上撞心、心中疼热，心中疼热也是热的表现。

气上撞心是气机上逆，源自脾胃虚寒、水饮内停，由水气上逆所致。热则消谷善饥，所以热证的时候饥饿感比较明显。如果是真正的消渴，当饮水多、饮食多。结合第329条"厥阴病，渴欲饮水者，少少与之愈"。厥阴病是饮水不多的，饮水不多、饥而不欲食，说明不是真正的实热，而是虚热，在虚证基础上的热。

饥而不欲食，说明胃虚。食则吐蛔，在古代可能会有卫生条件不好，会有蛔虫病，但实际上和脾胃虚弱、脾胃虚寒也是有关系的。

下之利不止，说明脾胃本身功能虚寒不足。厥阴病可能并不下利，但如果用大黄等苦寒攻下，更虚其里，就会出现下之利不止，便溏腹泻，说明厥阴病本身是里虚寒的基础，是一个阴证、虚证、寒证。也说明厥阴病不在里，而且是阴证，不能下之。

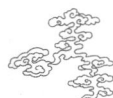

综上，透过现象看本质，厥阴病是在阴证虚寒基础上，伴见消渴、心中疼热的虚热。即半表半里的阴证，上热下寒。

329. 厥阴病，渴欲饮水者，少少与之愈。

第 326 条：厥阴之为病，消渴。本条是厥阴病，渴欲饮水者，少少与之愈。说明厥阴病的消渴不是热盛的消渴，而是虚热，看似口渴，实际上少少与之，即愈。我们在辨别阴阳 5 个要点中强调过，临床上问诊患者口渴与否、饮水的多少、饮热还是饮冷，对辨别寒热、辨别阴阳很重要。本条能够说明厥阴病本质是阴证，不是阳证的消渴。

337. 凡厥者，阴阳气不相顺接，便为厥。厥者，手足逆冷者是也。

厥，是症状，是四肢厥逆、手足凉。病机是阴阳气不相顺接，即气血不能达于四末所致，常见原因有二：阳气虚弱不能达于四末，以四逆汤、通脉四逆汤、当归四逆汤等温阳益气养血；阳气被郁阻不能达于四末，以四逆散调畅气机。

厥只是症状，阳证可见、阴证也可见。厥深者热亦深，真热假寒的格拒证也容易出现手足厥逆，不要见到手足凉就认为是阴证、就是四逆汤证，需要先辨六经继辨方证。

经常有人问我，肝脏病可不可以定位为厥阴病？

经络的六经和经方的六经没有关系，属于不同体系，六经辨证不用经络概念，说太阳病就是足太阳膀胱经的病变，是不对的。六经辨证也不用脏腑概念，少阴病和心肾也没有关系。少阳病、厥阴病和肝胆也没有关系。

厥阴病是半表半里阴证，半表半里包含胸腹两大腔间的诸多脏器，症状反应就多，或然证多，就会出现一些类似后世所说的肝经、肝脏的病变。虽然也常用柴胡剂去治疗肝脏疾病，但反过来说病在肝脏或肝经就是少阳病或厥阴病，这是不对的。

治疗肝脏疾病或肝经疾病，还是要从症状反应入手，通过患者具体症状表现，去辨 3 个病位、2 个病性，无论哪个脏腑、何种疾病，只要病位在半表半里、病性属阴，就是厥阴病。尽量不用脏腑概念。

第19讲　厥阴病的病机与治法

厥阴病是半表半里阴证，临床常见上热下寒。

厥阴病为半表半里的阴证，阴证本来不得有热，但邪在半表半里，邪无出路，不能从表解，不能通过吐下而去，郁久化热。古人说久郁之处必有伏阳，就是这个意思。比如农村收割小麦后的麦秆，堆积成垛，时间久了，里面就会很热，就是郁热。把麦垛给挑散一下，里面的热就透散出来了。有郁热的时候，透散比清热更重要，透散的就是气机，火郁发之。虽然厥阴病是阴证，但邪在半表半里，郁久容易化热，火性炎上，就像老百姓都说上火，热多表现为上热，上半身、头面部的热。寒性趋下，寒从脚起，寒证的时候，手足先凉，多表现在人体下半部，最终呈现上热下寒的病机。

厥阴病本身是阴证、寒证，却出现上热，表现为寒热错杂、上热下寒，就是源自半表半里病位的特殊性，邪在半表半里，邪无出路，郁久化热，火性炎上，寒性趋下，导致厥阴病上热下寒较为常见。但寒不热者，属于单纯的阴证、虚证，归入太阴病。没有必要用柴胡、黄芩等清热。

厥阴病的病机是邪在半表半里，寒热错杂，阴证基础伴见上热。上热常见症状有寒热往来、胸胁苦满、心烦（心中疼热）、眠差、口渴但饮水不多、口苦、咽干、目眩等，下寒常见症状有纳差、下利、夜尿频、腹凉、四肢厥逆、宫寒痛经等。

邪在半表半里，邪无直接出路，不能从表解，不能从里解，所以半表半里证，汗、吐、下皆非所宜，半表半里的治法只能是和法，在讲解少阳病篇已经详细解读过了。

少阳病治法是和法，厥阴病的也是和法。半表半里证的病机是血弱气尽、腠理开、邪气因入、结于胁下。不同的是，少阳病属于阳证，厥阴病属于阴证，少阳病在益气养血基础上和以清热，厥阴病在温阳基础上和以清热，即清上热、温下寒并用。也可以这么认为，少阳病的治法是和法，厥阴病的治法是在和法的基础上兼以温阳。

少阳病、厥阴病的治法都属于扶正祛邪，只不过前者的扶正，是益气养血，源自半表半里证病机，存在血弱气尽。厥阴病是阴证，需要温阳，温阳扶正。也可以从这个角度说，半表半里证都存在虚的特点，如果阳气虚，需要温阳，就是阴证的厥阴病。阳气不虚，不需要温阳的时候，即使用参、姜、草、枣益气养血，不是厥阴病，而是阳证的少阳病。

厥阴病是病位在半表半里的阴证，治疗用温药。阴证的本质是正气虚（阳气虚），所以三阴证的治法就是扶正（温阳），代表用药是姜、桂、附、吴茱萸等，简称附桂吴姜（富贵无疆）。

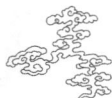

第20讲　柴胡桂枝干姜汤

柴胡桂枝干姜汤方证是厥阴病的代表方证，需要结合小柴胡汤方证来理解学习。

147. 伤寒五六日，已发汗而复下之，胸胁满微结，小便不利，渴而不呕，但头汗出，往来寒热，心烦者，此为未解也，柴胡桂枝干姜汤主之。

柴胡半斤　桂枝三两，去皮　干姜二两　栝楼根四两　黄芩三两牡蛎二两，熬　甘草二两，炙

上七味，以水一斗二升，煮取六升，去滓，再煎取三升，温服一升，日三服，初服微烦，复服汗出便愈。

伤寒五六日，已发汗而复下之，说明经过发汗和下之的错误治疗，伤津液伤阳气，一方面由表证陷入于半表半里证，出现了半表半里证的标志性症状胸胁满微结、往来寒热、心烦。一方面由阳证陷入于阴证，小便不利是阴证阳虚、津液不足的表现。

小柴胡汤证的四大症是往来寒热、胸胁苦满、嘿嘿不欲饮食、心烦喜呕。本条的胸胁满微结、往来寒热、心烦，指出病位在半表半里。头汗出，是上热表现。热逼迫津液外泄而汗出。里热越重，汗出越重。比如阳明腑实证大承气汤方证，可见到手足濈然汗出。条文强调的是但头

汗出，说明只是头部汗出，胸部及胸部以下并无汗出，有热但热不重，存在半表半里气机郁滞。热邪伤津则口渴。不呕说明没有水饮，去半夏。

把本条看作一个案例，胸胁满微结、往来寒热、心烦，确定这是一个半表半里证，同时经过错误的发汗、下之，陷入于阴证，故属于厥阴病。柴胡桂枝干姜汤的方名中，柴胡强调治法是和解，病位半表半里，桂枝、干姜强调治法是温阳，病性是阴证。

148. 伤寒五六日，头汗出，微恶寒，手足冷，心下满，口不欲食，大便硬，脉细者，此为阳微结，必有表，复有里也，脉沉亦在里也。汗出为阳微，假令纯阴结，不得复有外证，悉入在里，此为半在里半在外也。脉虽沉紧，不得为少阴病。所以然者，阴不得有汗，今头汗出，故知非少阴也，可与小柴胡汤。设不了了者，得屎而解。

326. 厥阴之为病，消渴，气上撞心，心中疼热，饥而不欲食，食则吐蛔，下之利不止。

第 148 条和第 147 条的开头是一样的，伤寒五六日，说明不是病程的初起阶段。头汗出、微恶寒，看似有表未解，但实际上这个不是表证，而是陷入于阴证的阳虚表现，因为微恶寒，手足冷、口不欲食、脉细、脉沉，说明这是一个阴证，是虚寒不足的表现。

心下满是气机郁滞，类似心下痞，邪之所凑其气必虚，所以心下满也是虚证。口不欲食，就像第 326 条说饥而不欲食。本条的大便硬不是阳明病，大便硬、脉细、脉沉，是阴证的津液不足肠道干燥的大便硬。

此为阳微结，是个难点。胡希恕先生解释为大便硬，冯世纶教授解释为阳气津液微结。我们认为，结是郁结的意思，论中有结胸证，第 147 条有胸胁满微结，本条的阳微结，阳指的就是第 147 条的胸胁满的半表半里证。半表半里证的阳热微结，微是微小的意思，虽然有热，相对轻，整体属于阴证。

把条文看作一个案例，把主体结构和相关解释，进行拆分如下：

伤寒五六日，头汗出，微恶寒，手足冷，心下满，口不欲食，大便硬，脉细者，脉虽沉紧，可与小柴胡汤。设不了了者，得屎而解。

解释1：此为阳微结，必有表，复有里也，此为半在里半在外也。

解释2：脉沉亦在里也。汗出为阳微，假令纯阴结，不得复有外证，悉入在里。

解释3：脉虽沉紧，不得为少阴病。所以然者，阴不得有汗，今头汗出，故知非少阴也。

这3个解释，不确定是仲景自己的解释，还是后人的注解被混杂进入正文。总之，我们把本条看作一个案例，核心的症状即：

伤寒五六日，头汗出，微恶寒，手足冷，心下满，口不欲食，大便硬，脉细者，脉虽沉紧，可与小柴胡汤。设不了了者，得屎而解。

伤寒五六日……心下满，口不欲食，指出病位在半表半里。微恶寒，手足冷，大便硬，脉细者，脉沉紧，属于阴证，机体功能沉衰不足。头汗出，也是半表半里上热的表现。故确定是半表半里阴证的厥阴病，上热下寒。

条文虽曰可与小柴胡汤，但小柴胡汤证是半表半里阳证，本条实际是半表半里阴证，与小柴胡汤并不合适，所以冯世纶教授通过研读胡希恕先生晚年的笔记，认为胡希恕先生在晚年提出来：可与小柴胡汤不如可与柴胡桂枝干姜汤贴切。

设不了了者，得屎而解。

柴胡桂枝干姜汤证也是半表半里证，服药后也可达到类似小柴胡汤的上焦得通、津液得下、胃气因和。大便硬，服药后大便通，说明肠道津液、肠道功能恢复，半表半里阴证的病机得到解决。

解释1：此为阳微结，必有表，复有里也，此为半在里半在外也。

阳微结，即第147条的胸胁满微结。必有表，复有里也，意思是先

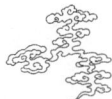

有表后有里，即邪由表而入里（半表半里），源自第147条的"伤寒五六日，已发汗而复下之"。错误的治疗，伤津液伤阳气，血弱气尽腠理开，邪气因入，陷入于半表半里。

此为半在里半在外也。意思是阳微结，胸胁满微结，为半表半里证。成无己把"半在里半在外"凝练成了"半表半里"，《伤寒论》中虽然没有"半表半里"这4个字，但你不能说仲景没有提出半表半里的概念。半在里半在外就是半表半里，治法是和法。表里合病的治法是表里双解，所以说半表半里证不是一半表证、一半里证的表里合病。

正是因为张仲景先生提出了半表半里，从八纲辨证的2个病位，发展成了3个病位，中医才由八纲辨证发展形成了六经辨证，经方学术至此成熟。

脉浮沉定表里，病位在表的时候，正邪交争于表，正气阳气在表与邪相争，故脉浮。病位在里的时候，正邪交争于里，故脉沉。当然也有特殊的情况，比如表阴证的少阴病，虽然病位在表，但属于阴证、正气不足，浮不起来，反而脉沉更常见，故少阴病提纲条文是"少阴之为病，脉微细，但欲寐也"。里阳证的阳明病，如果里热充盛，阳热外越，也可表现为脉浮大有力的情况，比如白虎汤证。虽说脉诊的诊断意义大，辨证也不能单纯从脉诊定。所以我们强调要四诊合参、整体辨证。

解释2：脉沉亦在里也。汗出为阳微，假令纯阴结，不得复有外证，悉入在里。

脉浮沉定表里，脉沉说明病位在里（半表半里），汗出为阳微，表达的是阳热微结于胸胁，是半表半里热所致的但头汗出。假令纯阴结，不得复有外证，悉入在里。这里的外证是半表半里证，相对于里证而言是外，意思是说这不是纯阴结的太阴病，而是半表半里的厥阴病。也可以理解为在纯阴结的太阴病基础上，有外证，所以是半表半里阴证的厥阴病。

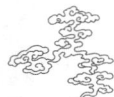

头汗出是一个重要的症状表现，不得复有外证的外证，指的就是头汗出。阴不得有汗，今头汗出，故知非少阴也，也是在强调头汗出的重要性。头汗出为阳微，意思是阳热微结于胸胁，半表半里气机郁滞、火性炎上、热迫津液外泄而表现为但头汗出。反推不是纯阴结，不是太阴病，也不是少阴病。

解释 3：脉虽沉紧，不得为少阴病。所以然者，阴不得有汗，今头汗出，故知非少阴也。

少阴之为病，脉微细、但欲寐也。少阴病是表阴证，机体功能沉衰，可以见到脉沉细、沉紧。本条强调虽然脉沉紧，不是表阴证的少阴病，原因在于"阴不得有汗，今头汗出"。少阴病其实也是有汗出的，比如桂枝加附子汤证，比如阳虚自汗、气虚自汗的汗出，这都是因为正气、阳气相对比较虚弱，不能固摄而导致的汗出，在一些阴证的危重证阶段的汗出，经常作为脱证的表现。

阴不得有汗，指的是不得有热证的汗出。阴证本身是虚寒的，不会有热迫津液外泄的头汗出。而本条的头汗出，病机是半表半里热邪逼迫津液外泄的头汗出，阴证不得有热，阴证不得有热证的汗出，故知非少阴也。所以见到热证的汗出，说明不是单纯的阴证，不是少阴病、不是太阴病，而是厥阴病。第 148 条也可以看作三阴病的鉴别。

《金匮要略》柴胡桂枝干姜汤：治疟，寒多，微有热，或但寒不热。服一剂如神。

疟疾是古代比较常见的，主要是由按蚊叮咬导致疟原虫感染引起的寄生虫病，临床上以反复发作的间歇性寒战、发热、继之汗出为特点。疟疾的寒热往来，往往属于半表半里证。寒多，微有热，或但寒不热，强调的是寒多热少或但寒不热，属于阴证，也揭示了柴胡桂枝干姜汤证是属于阴证，服一剂如神的前提是六经方证辨证准确。

药若对症一碗汤、药不对症一箩筐。民间的这句俗语充分体现了辨证的重要性。不论是六经辨证，还是脏腑辨证，都强调方从法出、法随证立，方是为证服务的，方证是要相应的。

方不对证是不会有效果的，古人方书给了一组症状，再给一个方，说这个方子很好，其效如神，其实方子好不好，用上去效果好不好，还要看你这个方和患者的具体症状表现背后的证是否相应，这就是我们所强调的方证相应，方证相应体现的就是辨证论治的精神，不是机械的相应。

柴胡桂枝干姜汤是厥阴病的代表方，虽有上热，但主要矛盾是阴证，有的时候可能更多表现的是以下寒为主，所以通过"寒多，微有热，或但寒不热"，强调这是一个阴证，寒多热少，是半表半里阴证厥阴病。柴胡桂枝干姜汤原本是治疗"但寒不热"，也治疗"往来寒热、心烦"者，显然与治疗半表半里阳证的小柴胡汤不同。

第21讲　柴胡桂枝干姜汤证是
小柴胡汤陷入于阴证

　　胡希恕经方医学的核心就是六经八纲，六经来自八纲。厥阴病是半表半里证，常由表传入半表半里，原因是血弱气尽腠理开、邪气因入。如果阳气不虚，表证传入半表半里就是半表半里阳证的少阳病。如果本身阳气虚或错误治疗更伤津液阳气，则表证传入半表半里，同时陷入于阴证，就是半表半里阴证的厥阴病。

　　柴胡桂枝干姜汤可以看作由小柴胡汤变化而来（见表6），主要加入桂枝、干姜而成，由治疗半表半里阳证，变为治疗半表半里阴证。二方都有柴胡、黄芩清热，小柴胡汤中有参、姜、草、枣益气养血，照顾到半表半里的血弱气尽、腠理开、结于胁下的病机。而柴胡桂枝干姜汤用桂枝甘草、干姜甘草辛甘化阳，说明属于阴证。如果阳气不虚，不是阴证，为何要用桂枝、干姜温阳呢。

表6　小柴胡汤与柴胡桂枝干姜汤对比

	清热		补益	病机与治法
小柴胡汤	柴胡半斤 黄芩三两	半夏半升	人参三两 炙甘草三两 生姜三两 大枣十二枚	半表半里阳证，和法
柴胡桂枝干姜汤	柴胡半斤 黄芩三两	栝楼根四两 牡蛎二两	桂枝三两 干姜二两 炙甘草二两	半表半里阴证，和法兼以温阳

147. 伤寒五六日，已发汗而复下之，**胸胁满微结，小便不利，渴而不呕，但头汗出，往来寒热，心烦者，此为未解也，柴胡桂枝干姜汤主之。**

条文的症状为：胸胁满微结，小便不利，渴而不呕，但头汗出，往来寒热，心烦者。

柴胡桂枝干姜汤方证，栝楼根就是天花粉，有润燥清热滋阴作用，生牡蛎咸寒，有清热养阴作用，针对的是里热津伤。既有半表半里的热，还伴有津伤，说明热的程度要比小柴胡汤证更重。牡蛎有重镇安神作用，临床中柴胡桂枝干姜汤方证如果有眠差梦多者，常常加入生龙骨配合生牡蛎重镇安神。小柴胡汤中有半夏，柴胡桂枝干姜汤没有半夏，是因为不呕，故去半夏，如果胃部症状明显，胃虚水饮，半夏仍然可以加入。

对于柴胡桂枝干姜汤，也可以这么理解。仲景治疗一个小柴胡汤证的患者，患者不呕，去掉了半夏，有津伤，有半表半里的热，加牡蛎、天花粉。这个患者在血弱气尽基础上，陷入于阴证，参、姜、草、枣力度不够，去之，加入桂枝、干姜温阳，即柴胡桂枝干姜汤方。

厥阴病是半表半里阴证，由于邪在半表半里，邪无出路，导致郁久化热，火性炎上、寒性趋下，形成了上热下寒的局面。厥阴病以柴胡桂枝干姜汤证为例，上热类似小柴胡汤证的上热，以口苦、咽干、目眩、耳鸣等人体上半部孔窍部位的郁热为主，包括心烦、胸胁苦满、寒热往来等。

小柴胡汤治疗半表半里阳证的少阳病，柴胡桂枝干姜汤治疗半表半里阴证的厥阴病，其主要变化在桂枝、干姜。柴胡桂枝干姜汤去掉了桂枝、干姜，是治疗半表半里阳证的少阳病，小柴胡汤加入桂枝、干姜，就是治疗半表半里阴证的厥阴病。

厥阴病的时候，如果上热重，需要加大清热力度，可在柴胡、黄芩基础上，加天花粉、生牡蛎，热重甚则生石膏也可加入，心火亢奋的心烦，黄连也可以加入。如果下寒比较重，除了桂枝、干姜，附子也是可

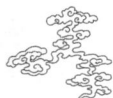

以加入的。如果是气血两虚，合入当归芍药散就是一个比较好的思路，也是临床常见合方。

临床怎么判断少阳病、厥阴病？

1. 先辨3个病位，没有明显表证，没有明显里证，就是半表半里证。病位在半表半里的时候，偏于阳证的是少阳病，偏于阴证的是厥阴病。

2. 先辨阴阳。若辨证属于阴证，有表证则归为少阴，无表证，不是太阴就是厥阴。无热者归为太阴病，有热归为厥阴病。

3. 一个和解半表半里的方剂，如果含有温阳的药物或需要温阳的时候，说明是寒证、阴证，就是半表半里阴证的厥阴病。如果没有温阳的药物或不需要温阳，虽然有气虚、需要用参、姜、草、枣，也归为半表半里阳证的少阳病。因此也可以近似认为小柴胡汤陷入于阴证，加桂枝、干姜温阳，就是柴胡桂枝干姜汤。

虽然在《伤寒论》中半表半里证的篇幅较表证、里证为少，但半表半里反而更重要，因为半表半里为表之内、里之外，即胸腹两大腔间，为人体诸脏器所在之地，症状复杂多变，或然证多。

临床当中是表证常见，里证常见，还是半表半里证常见呢？当然是半表半里证了。临床中，阴证较阳证更为常见，所以半表半里证的时候是阳证常见还是阴证常见呢？大家会发现半表半里证较表证、里证更为多见，半表半里阴证的厥阴病较半表半里阳证的少阳病更常见。所以临床上慢性疾病、疑难复杂疾病中，厥阴病更多，柴胡桂枝干姜汤作为厥阴病的代表，也是临床常用方。

有医家说，学好小柴胡汤，走遍天下都不怕，其实柴胡桂枝干姜汤方证较小柴胡汤方证在临床更常见，学好柴胡桂枝干姜汤比学好小柴胡汤更重要。

第 22 讲　厥阴病是便溏还是便干

　　刘渡舟教授也是经方大家，临床强调抓主症，对于柴胡桂枝干姜汤的应用，他在其《伤寒论十四讲》中明确指出，本方"治胆热脾寒，气化不利，津液不滋所致腹胀、大便溏泻、小便不利、口渴、心烦、或胁痛控背、手指发麻、脉弦而缓、舌淡苔白等证"。

　　刘渡舟教授认为柴胡桂枝干姜汤临床应用以口苦、便溏为主症，胆热脾寒为病机。胆热即是上热，表现为口渴、心烦、胁痛控背。脾寒即是下寒，表现为腹胀、便溏，是半表半里寒热错杂、上热下寒的脏腑说法。

　　胡希恕先生说柴胡桂枝干姜汤利于便干，而刘渡舟教授认为适合便溏。所以经常有人问，柴胡桂枝干姜汤方证到底是便干还是便溏呢?

　　便溏和便干，都是一个症状。阴证可以有便溏或便干，阳证也可以有便溏或便干。柴胡桂枝干姜汤证是半表半里阴证，机体功能沉衰不足，且病位近于里，故厥阴病也常见到胃肠功能沉衰不足的表现，如便溏、下利、腹痛腹泻等。

　　机体功能沉衰不足的阴证，可以见便溏、下利，如太阴病提纲条文的"自利益甚"，也可以见便干、便秘，如阳气不能振奋胃肠，推导功能失司而出现了便干、便秘，临床上也是比较常见的。便秘首辨虚实，临床上既有里实证阳明病的下利，如葛根黄芩黄连汤证、白头翁汤证，也有里虚证太阴病的便秘，如气虚便秘、阳虚便秘、血虚便秘、阴虚便秘。

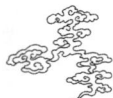

柴胡桂枝干姜汤证的病机是厥阴病的上热下寒，下寒常表现在胃肠功能虚寒不足，可以表现为便溏，也可以表现为便干。要透过现象看本质，透过症状找到背后的证，看其病位、病性，不要关注具体的症状，只要辨证属于阴证，治疗大方向就是温阳补虚，六经辨证属于厥阴病的上热下寒，无论便溏还是便干，都可考虑柴胡桂枝干姜汤方证。

胡希恕先生和刘渡舟教授对于柴胡桂枝干姜汤的看法，虽然症状不一样，但背后的病机一样。柴胡桂枝干姜汤证，既可表现为便溏，也可表现为便干。观其脉证，知犯何逆，随证治之。只要符合厥阴病上热下寒的，皆可用之。便干的时候，增大天花粉、生牡蛎的剂量以利于通便。便溏的时候，减弱天花粉、生牡蛎的剂量，增大桂枝、干姜的剂量以利于温阳健脾。

第23讲 柴胡桂枝干姜汤常与当归芍药散配伍

当归芍药散证也是临床常用方证，六经辨证归属于太阴病，病机是血虚水盛，出自《金匮要略》妇人篇，总共是两条条文。

《妇人妊娠病脉证并治第二十》：妇人怀妊，腹中疠痛，当归芍药散主之。

《妇人杂病脉证并治第二十二》：妇人腹中诸疾痛，当归芍药散主之。

当归三两　芍药一斤　茯苓四两　白术四两　泽泻半斤　芎劳半斤，一作三两

通过条文来归纳凝练当归芍药散的关键词，3个关键词分别是：妇人、腹中、痛。

妇人以血为先天，妇人的腹中诸疾痛，多和血是有关系的，当归芍药散方，是3个血分药和3个气分药，血分药是当归、芍药和川芎，气分药是白术、茯苓和泽泻。这里的血分、气分，不是温病卫气营血辨证的血分、气分。

当归，川芎，芍药，可以认为是四物汤去地黄。当归、芍药在临床当中也是常用来养血养阴的药物，本方当中剂量最大的是芍药一斤，强调了津血不足的病机。津血同源，养血就是养阴，反之，养阴也有助于

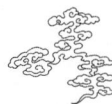

养血。四物汤常用于养血补虚，实际上，四物汤里面的地黄、芍药、当归也是常用的养津液的药物。

太阴病津液不足，肠道干燥，导致大便秘结的时候，芍药、当归也都是常用药，在产后血虚便秘的时候，当归是常用药物，在麻子仁丸当中也有芍药的应用，都体现了养血药养阴润肠通便的作用。

在讲桂枝汤、真武汤的时候，笔者也系统地分析过芍药。芍药主要养津液、缓急止痛，治疗津虚血虚的腹痛，后人认为其养血柔肝。芍药还有利小便作用，在《神农本草经》当中说，芍药"主治邪气腹痛……利小便"。血虚水盛，一方面养津液，一方面要利水的时候，芍药都是常用的药物。真武汤证是阳虚水泛，同时津伤腹痛，用芍药起到的就是一个治疗腹痛、利小便的作用。在当归芍药散方证中，血虚水盛，用芍药既可以养血缓急止痛，还能有助于水饮祛除。

川芎是血中气药，有行气活血止痛效果，和当归、芍药配伍，利于养血活血，也能治疗瘀血证。当归芍药散中白术、茯苓、泽泻，五苓散中也有，白术、茯苓健脾祛湿，是太阴病痰饮水湿的最基本药对之一。加上泽泻，增强淡渗利水之力，泽泻、白术又有泽泻汤的意思。

心下有支饮，其人苦冒眩，泽泻汤主之。

当归芍药散是以扶正补虚为主，第一没有表证，第二没有清热，六经辨证归属于太阴病。没有用姜桂附，整体来说是偏于平性的，而且方中的泽泻还偏凉一些，利水之中略有清热作用。白术、茯苓、泽泻益气健脾、淡渗利水，当归、芍药、川芎养血活血兼有祛瘀，辨证属于太阴病的气血两虚、津虚水停。胡希恕先生、冯世纶教授就把当归芍药散证病机归纳为血虚水盛，也有些学者称之为血滞水滞。

条文说当归芍药散证常见于妇人、腹中、痛，但临床上，不要局限于女性的腹部疼痛，更多的时候辨病机，也就是辨证。气血两虚、水饮内停，伴或不伴瘀血，都可考虑。

血虚、津虚，常常表现在脉细上。中医的逻辑性很强，借助中医基

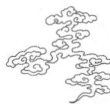

础理论，可以进行推测。如一个患者，脉比较细，知道内在是一个津血不足的病机，津血不足的情况下，就容易产生什么症状呢？

血不足则不能荣养四末，就可能会出现四末凉、四逆的表现。如果是女性，女性以血为先天，月经量往往就会偏少，因此会有痛经、小腹凉的情况，甚至会出现腹中疼痛，腹中诸疾痛。血虚不能养心则心悸心慌，不能养神则眠差不寐。血虚不能涵养热邪，也容易生内热，就像火上面的锅，水越少，温度上升得越快，所以血虚津虚的人容易有内热，越是血虚的人，越容易上火。临床上有些患者说，知道自己虚，会吃一些龙眼肉、大枣之类的，但一吃就会上火，就是这个道理。

水饮内停，可以表现为二便的异常，水饮上逆，凌心则悸，都可以导致心悸心慌、胸闷气短、头晕耳鸣的症状表现。

把血虚、水盛的症状综合起来看，就能发现当归芍药散适应证：在太阴病基础上，气血两虚、水饮内停，常见心悸、心烦、眠差、头晕、月经不调、四逆、腹痛，舌淡润、齿痕、脉细弱。

尤其是对于一些女性来说，当归芍药散的适应证很广，这就是张仲景为什么在妇人篇两次提到这个方证。经方是辨证的，而不是辨病的，只要符合病机、方证，皆可应用当归芍药散，其并非是妇人专方，只不过女性更容易见到。

当归芍药散，可以理解是一个八珍汤的减方，如果方中加上熟地黄和人参、甘草的话，那就是一个八珍汤，临床当中我们常常将其用于太阴病气虚血虚，而同时又有水饮内停、瘀血的时候。当归芍药散温阳力度不够，如果虚寒明显，常常加入附子。气虚明显，再加人参。当归芍药散证可以见到便干，也可以见到便溏，便干用生白术，便溏用炒白术。同时需要注意，因为当归、白芍柔润，容易导致便溏腹泻，在便溏的时候，适当减少用量，加大健脾利水温阳的力度。气血不足容易出现后世所谓的肝郁，如林黛玉，不仅气血两虚，还容易焦虑忧郁，当归芍药散合入疏肝清热的四逆散，即类似逍遥散的思路。

厥阴病也是阴证，机体功能沉衰不足，气血两虚，气化无力，容易形成痰饮水湿证。所以三阴证的时候，常见血虚水盛的当归芍药散方证。

临床上，慢性疾病、疑难杂症多见于厥阴病，而厥阴病中，柴胡桂枝干姜汤证是最常见到的方证，所以柴胡桂枝干姜汤与当归芍药散就是常用的组合。

厥阴病，伴有气虚明显的，常合入四君子汤，下寒明显的加附子，就有四逆汤的方义，方中已有干姜。水饮内停的，合入五苓散，血虚水盛的，合入当归芍药散。

当归芍药散和柴胡桂枝干姜汤是一个好搭档，两方合用的机理就在于厥阴病是上热下寒，机体功能沉衰不足，寒热错杂，常常伴有气血两虚、水饮内停、血瘀的情况。

少阴病用当归芍药散，道理类似厥阴病常合用当归芍药散。

少阴之为病，脉微细但欲寐也。少阴病是一个表阴证，常见于阳虚患者的外感。脉微细、但欲寐，提示素体的阳气、气血津液是不足的，所以在解表的同时需要加入附子温阳强壮解表发汗。

前面讲过，阴证往往是表里都虚，少阴病并非单纯的表阴证，实际上是少阴太阴合病。少阴病的外感状态解决之后，并不是说治疗就截止了，因为外感的少阴病虽然解除了，但是脉微细状态是依然存在的，依然是阳虚、气血两虚，需要继续治疗太阴病，这个时候气血双补且能利水祛瘀的当归芍药散，大有机会。

仲景可能分两步走，第一步用麻黄附子甘草汤或桂枝加附子汤解决了少阴病外感之后，第二步可能会用当归芍药散合入小剂量的四逆汤去益气养血温阳，去解决"脉微细"的虚寒不足状态。所以门诊当中，对于一些虚弱比较明显的少阴病患者，可以用麻黄附子甘草汤或桂枝加附子汤，合当归芍药散，把两步合并成一步，有助于提高临床疗效。

第24讲 寒热并用的方剂，是阴证还是阳证

一个方子中，既有清热，又有温阳，是阴证还是阳证？

一个方子中，既有祛邪，又有补虚，是阴证还是阳证？

阴阳是辨证的结论，是通过辨寒热、辨虚实来达到的。正邪交争决定了症状表现，进而决定了阴阳。外因通过内因起作用，是阴证还是阳证，不取决于邪气，而是取决于正气的虚实。正气的虚实决定了虚证、实证，决定了寒热、热证，进而决定了是阴证还是阳证。

胡希恕先生说，机体功能亢奋有余者为阳，机体功能沉衰不足者为阴。其实就说明了机体功能（正气的虚实）是决定阴阳的根本。

太阴病容易形成痰饮水湿，痰饮水湿化热，需要清热，归入于阳明，大家说的阳明太阴合病，其实主要指的就是湿热证，即痰饮水湿化热的情况，如猪苓汤、白虎加苍术汤、三仁汤、薏苡附子败酱散等证。再如阳明病，经误治后陷入于阴证的情况，比如附子泻心汤、栀子干姜汤、大黄附子细辛汤等证，也可以认为是阳明太阴合病。

虽然可以称之为阳明太阴合病，但具体归为一经的话，我们认为，漫言变化千般状、不外阴阳表里间，一个患者不可能既是阴证又是阳证，从正气的虚实决定阴阳角度来看，之所以加入附子温阳，说明阳气已虚，就是虚证、阴证。所以表面看附子泻心汤、栀子干姜汤、大黄附子细辛汤等证是阳明太阴合病，实际已经是阳气不足，陷入于阴证，归属于太

阴病了。

寒热并用的方剂，清热和温阳并用，需要温阳，说明存在阳虚，就是机体功能沉衰不足，就是阴证。只不过在阴证基础上见到有热，再合入清热的药，就形成了寒热并用的治法，虽有清热，本质上依然是阳虚、是阴证。

攻补兼施的方剂，依然用于虚证、阴证。扶正与祛邪同用，需要扶正，说明存在正虚，是虚证、阴证。在虚证基础上有实邪，需要在扶正基础上祛邪。

寒热错杂、虚实错杂，大多是先有虚、先有寒，后出现邪实、里热。比如林黛玉为代表的体质，更容易出现寒热错杂、虚实错杂。特殊情况下是，部分阳证的患者，被多种错误、长期错误治疗，导致陷入于阴证。

就像柴胡桂枝干姜汤方证条文，伤寒五六日，已发汗而复下之，才形成了柴胡桂枝干姜汤方证。如果是一个张飞体质的患者，发汗、复下之的错误治疗，也不太可能就把一个张飞体质的患者治成了阴证。大概率是这个患者本身就是个虚证、阴证。

寒热错杂证、虚实错杂证，如果只是清热或者祛邪，忽略了正虚、阳虚，忽略了机体功能已经沉衰不足，没有温阳或扶正，治疗就是错误的。这就是我们把大黄附子细辛汤证、附子泻心汤证归入于虚证、阴证的太阴病，而不是实证、阳证的阳明病。因为，我们更关注正气（机体功能）的虚实。以柴胡桂枝干姜汤、乌梅丸、半夏泻心汤为代表的方证，虽然也有热，也需要清热，但归入于阴证，而不是阳证。

少阴病、太阴病，以虚寒为主，少阴病治法是扶正（温阳）解表，太阴病治法是扶正（温阳）或扶正祛邪。厥阴病比较特殊，因为厥阴病同时存在上热下寒，在温阳基础上还需要加入和解清热的方法，就形成了寒热并用的特点。我们发现清热兼以温阳的处方，如柴胡桂枝干姜汤、乌梅丸、半夏泻心汤、生姜泻心汤、甘草泻心汤、黄连汤等处方，都是寒热并用，用于阴证，但无法将其归入少阴病或太阴病，因为少阴病、太阴病不需要清热，因此把寒热并用的方剂归入于厥阴病范畴。在胡希恕经方医学体系下，厥阴病的代表方就是上述提到的寒热并用的方，寒热并用说明病机是寒热错杂。

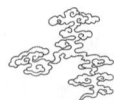

第 24 讲　寒热并用的方剂，是阴证还是阳证

第 25 讲　三阴病之间的关系

学习厥阴病，要抛开院校教材的观点，就用最简单的八纲辨证来理解，抓住其本质，厥阴病就是非表非里病位上的阴证。

厥阴病是半表半里阴证，阴证具体表现为虚证、寒证。厥阴病虽是阴证、有寒，因半表半里病位的特殊性，邪无出路，郁久化热，或由于各种原因导致机体出现了上热，形成了寒热错杂的病机。因为寒性趋下，火性炎上，具体表现为上热下寒。

厥阴病的热，多表现为人体上半部的热，如口苦、咽干、目眩、心烦、眠差等，类似少阳病的热。厥阴病的寒，寒性趋下，多表现为人体下半部的寒，如表现为足凉、腹凉、大便溏、小便清长、尿频、月经量少、宫寒痛经等症状，与太阴病症状有重叠的地方。

厥阴病、太阴病都是阴证、虚证、寒证，都会有虚寒的类似症状。只是病位不同，厥阴病是半表半里阴证、太阴病是里阴证。厥阴病的病位是半表半里，理论上厥阴病不会出现下利，因为下利是里证。但厥阴病也是阴证，机体功能沉衰，胃肠功能虚寒，且半表半里与里接近，故厥阴病也往往存在一些太阴病的症状表现，也可见到下利。

326.厥阴之为病，消渴，气上撞心，心中疼热，饥而不欲食，食则吐蛔，下之利不止。

提纲条文告诉我们，厥阴病虽然病位在半表半里，本身不下利，因病性为阴证，机体功能沉衰，若错误治疗，更虚其里，就会导致太阴病的下利不止。

厥阴病、少阴病都存在太阴病的基础。厥阴病，虚寒较轻者，可无下利，虚寒更重者，可见到下利、便溏等太阴病的症状表现。

阴证的患者，如林黛玉平常的状态，表现为乏力、怕冷、大便溏、小便清长、宫寒痛经，属于太阴病，需要温阳补虚治疗。假若这几天吃辣的上火了，嗓子疼，有痘痘，口苦咽干，就是阴证基础上的热，上热下寒，归为厥阴病。治疗就不能只顾温阳补虚，也需要适当清热。需要强调，上热，也是阴证基础上的上热，清热的同时不要忘记整体还是阴证，还需要温阳，在温阳基础上去清热，不能只是清热，代表方是柴胡桂枝干姜汤。

世上不存在单纯的少阴病，也不存在单纯的厥阴病，因为无论是少阴病还是厥阴病，都是阴证，阴证的本质是正气不足，机体功能沉衰不足。少阴病存在表虚，同样也存在里虚，林黛玉的五脏六腑、表里都虚。林黛玉平常是太阴病，外感表证的时候，是少阴，其实表里都虚，实际是少阴太阴合病。林黛玉上火的时候，虽然归为厥阴病，实际是太阴病依然存在，是厥阴太阴合病。

林黛玉得了少阴病，如果里证症状不重，比如没有明显的下利，我们可以说林黛玉是少阴病，不说少阴太阴合病。如果少阴病同时伴有下利，就辨证为少阴太阴合病。

同样道理，我们一般不提厥阴太阴合病。厥阴病的下寒，代表的是机体功能沉衰不足，下寒实际上就是太阴病，因此厥阴病实际上是厥阴太阴合病，所以厥阴病往往能见到太阴病的症状表现，比如柴胡桂枝干姜汤、乌梅丸证的下利、便溏，半夏泻心汤证的胃肠道症状。虽有里证的症状表现，但主要矛盾在半表半里。而太阴病的主要矛盾是里证的虚寒。厥阴病，即使伴有太阴病的症状，如下利，也不称之为厥阴太阴合病，还是诊断为厥阴病。

就像一个人，本身正气不足，是阴证、虚证、寒证，需要温振扶助，

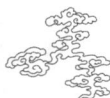

但五脏六腑功能并不相同，也有可能存在某个局部脏器功能过亢，需要清热去抑制一下，寒热并用，达到和的目的，就是厥阴病。

就像一个国家，刚建国的时候，百废待兴，五脏都虚，就是太阴病，那就大力发展经济，温阳补虚。经过长期发展后，各省经济发展不一致，有过度富裕发达的，就多收点税，类似清热，偏远地区过度贫穷的，就多拨付财政，类似温阳，寒热并用，达到共同富裕。虽然整体还是发展中国家，还是阴证，但已经出现局部高度发达城市，辨证就是厥阴病，不是太阴病。

太阴病的治法是温、补，而厥阴病的治法是寒热并用，在温、补的基础上去和解清热。

厥阴病和太阴病，有共同点，如都有虚证、寒证的表现，但厥阴病同时还存在上热，而太阴病并无内热。厥阴病虽然有里证的症状，但主要矛盾在半表半里，如柴胡桂枝干姜汤条文的"胸胁满微结、往来寒热、心烦者"等。

147. 伤寒五六日，已发汗而复下之，胸胁满微结，小便不利，渴而不呕，但头汗出，往来寒热，心烦者，此为未解也，柴胡桂枝干姜汤主之。

张飞是典型的阳证代表，林黛玉是典型阴证代表，所以张飞生病多表现为三阳病，林黛玉生病多表现为三阴病。

林黛玉平常的状态，表现为乏力、恶寒、大便溏、小便清长、痛经、月经不调、手足凉，属于太阴病。如果林黛玉感冒了，有表证，那就是少阴病。感冒的同时，如果还伴有大便、小便的异常，合病里证，那就是少阴太阴合病。如果里证的大小便还算正常，可以单纯诊断为少阴病。

假若吃辣的上火了，嗓子疼、口腔溃疡、口苦咽干、痤疮、心烦、眠差，需要清热，还要看有没有机体功能沉衰，是不是阴证，如果是阴证的林黛玉上火了，就是上热下寒的厥阴病。虽然有热，但林黛玉依然是阴证，也可能还存在大便下利、小便频数、宫寒痛经，不会因为上火就变成了阳证。所以林黛玉的上火，是在阴证基础上见到热证，上热下寒，六经辨证为厥阴病，实际上是厥阴太阴合病。虽然有热，也是阴证基础上的热，清热的同时不要忘记温阳扶正补虚，代表方是柴胡桂枝干姜汤。一方面用柴胡、黄芩、天花粉、生牡蛎清热，一方面用桂枝、干姜、甘草辛甘化阳，属于寒热并用，清上热、温下寒。

　　小结一下，见到一个阴证的患者，如果有表证，就是少阴病。如果病位在里，没有热证，则是太阴病。在太阴病的基础上，还有上热，具体表现为半表半里的热，就归为上热下寒的厥阴病，治法是在温阳基础上清热，温下寒、清上热。从这个角度来看，在温阳基础上兼有清热的方证，都可以归入半表半里阴证的厥阴病，如柴胡桂枝干姜汤、半夏泻心汤类方、乌梅丸等证。

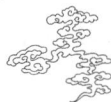

第26讲　厥阴病不是少阳太阴合病

　　著名经方家刘渡舟教授认为：柴胡桂枝干姜汤证属于少阳病而兼太阴脾家虚寒，大柴胡汤证属于少阳病而兼阳明胃家热证。

　　刘渡舟教授的观点，我们这样来理解，柴胡桂枝干姜汤证有少阳病的半表半里热，同时还兼有太阴病的虚寒，是阴证的寒热错杂，本质依然是阴证，是厥阴病。大柴胡汤证是少阳阳明合病。

　　厥阴病是半表半里阴证，存在着寒热错杂、上热下寒情况，但常被人误解为少阳太阴合病。看上去似乎也有道理，实际上，厥阴病绝不能认为是少阳太阴合病，缘由如下：

　　1.漫言变化千般状、不外阴阳表里间。世间疾病，不是阳证就是阴证，一个患者可以有寒热错杂、正虚邪实。但绝对没有阴证阳证合病的情况。因为具体在一个患者身上，正气非虚即实，不可能既是虚证又是实证，正气的虚实决定了寒热，进而决定了阴阳，所以一个患者不可能既是阳证、又是阴证，阴证阳证不能合病。阴证阳证不能合病，决定了厥阴病是阴证，不是少阳太阴合病。

　　2.有半表半里阳证，就有半表半里阴证。如果厥阴病是少阳太阴合病，那么就不需要有厥阴病的存在。

　　正气的虚实决定了阴阳。临床可以有寒热错杂、可以有正虚邪实，但一个生了病的人，正气非虚即实，正气虚实不能错杂，就决定了阴证阳证不能合病。少阳是阳证，太阴是阴证，是不能合病的。太阳太阴合病、阳明太阴合病是个特殊情况，实际上也不是阴证阳证的合病，依据患者机体的正气偏虚还是偏实，机体功能偏于沉衰还是亢奋，归入于阴证或阳证。

之前讲过，太阳太阴合病代表方是小青龙汤，常见于内有寒饮的外感表证，形成了外邪里饮的小青龙汤方证。小青龙汤证内有寒饮，实际是寒证、阴证，其外感就是阴证的少阴病，不是阳证的太阳病，因此小青龙汤证实际上是少阴太阴合病的外邪里饮，而不是太阳太阴合病，只是大家已经习惯了太阳太阴合病的说法。

当前常有阳明太阴合病的说法，其实指的主要是湿热证（或水饮化热）、热盛阴伤（或阴虚内热）证型。

湿热证，又分为3种情况，热重湿轻、湿重热轻、湿热并重。比如热重湿轻的白虎加苍术汤证，有阳明里热需要白虎汤去清热，又有痰饮水湿，需要苍术去温化，但对白虎加苍术汤方证来说，本身机体功能并未沉衰，并不是用苍术益气，湿热并重的连朴饮证，也并无补益，仍归为阳明病。虽然痰饮水湿归属于阴证的太阴病，但对于热重湿轻、湿热并重而言，主要治法在于清热、化湿、利湿，机体功能并未沉衰不足，为避免混淆，白虎加苍术汤、连朴饮两证，我们不称之为阳明太阴合病，而直接称之为阳明里热夹湿。

湿重热轻，常见于阴证痰饮水湿化热，常见方证如五苓散、猪苓汤、三仁汤等证，既有痰饮水湿，又有水饮化热。五苓散虽有猪苓、泽泻淡渗利水清热，但有桂枝、白术的温化，主体属于太阴病痰饮水湿。猪苓汤、三仁汤，对于痰饮水湿的治疗大于清热，为避免混淆，湿重热轻的方证，我们不称之为阳明太阴合病，可以称之为太阴痰饮水湿化热。

黄连阿胶汤，也是寒热并重，用黄连、黄芩清热，用阿胶、芍药、鸡子黄养阴，其病机是热盛阴伤，治法是清热兼以养阴。虽然阴虚、津液不足也是正气不足的范畴，但黄连阿胶汤，类似白虎加人参汤、白虎加苍术汤，主要矛盾仍在阳明病，由于阴证阳证不能合病，我们不说阳明太阴合病，如黄连阿胶汤证称为阳明里热兼阴伤，白虎加人参汤证称为阳明里热兼气阴两伤，白虎加苍术汤证称为阳明里热夹湿，这样就不会引起概念的混淆了。

对于湿热证，根据湿热的轻重，分别归于太阴病痰饮水湿化热，或者阳明病里热夹湿。

对于热盛阴伤或阴虚内热，根据热与阴虚的轻重，侧重于热重的，归属于阳明病热盛阴伤，阴伤为主，里热较轻者，养阴即能涵热，则归为太阴病。如白虎加人参汤证归于阳明病兼有气阴两伤。麦门冬汤、六味地黄丸两证的主要矛盾在于津液不足，则归为太阴病。

理论上有阳明太阴合病、少阳太阴合病，实际上是不存在的，因为阴证阳证不能合病。厥阴病的上热病机类似少阳病，下寒病机类似太阴病，能归为一经的就不归为两经，所以厥阴病不是少阳太阴合病。

第27讲　半夏泻心汤

单纯表证或者单纯里证，单纯寒证或单纯热证，单纯虚证或单纯实证，方证都比较好掌握，大家认为比较难的是复杂方证，而复杂方证主要体现在合病，或寒热错杂、虚实错杂。

从病位而言，半表半里的诊断和治疗难度更大。相较而言，厥阴病又比少阳病更复杂。不管是前面的柴胡桂枝干姜汤证，还是乌梅丸证，还是今天要讲的半夏泻心汤证，都是较为疑难和重点的方证。

149. 伤寒五六日，呕而发热者，柴胡汤证具，而以他药下之，柴胡证仍在者，复与柴胡汤。此虽已下之，不为逆，必蒸蒸而振，却发热汗出而解。若心下满而硬痛者，此为结胸也，大陷胸汤主之。但满而不痛者，此为痞，柴胡不中与之，宜半夏泻心汤。

《金匮要略·呕吐哕下利病脉证治》第10条：呕而肠鸣，心下痞者，半夏泻心汤主之。

半夏半升，洗　黄芩　干姜　人参　甘草炙，各三两　黄连一两　大枣十二枚，擘

上七味，以水一斗，煮取六升，去滓，再煎取三升，温服一升，日三服。

半夏泻心汤证的核心主症是心下痞，心下满而不痛。痞是痞塞不通，

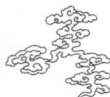

指的是心下胃脘部位胀满不适，无压痛。通过心下有无压痛，来判断邪气的虚实，喜按为虚、拒按为实。如果是心下痞满而硬痛，是结胸，用大陷胸汤。如果心下痞满而无硬痛，说明无有形之邪，是虚性的痞，就是心下痞的半夏泻心汤。

伤寒五六日，呕而发热者，柴胡汤证具，而以他药下之。

半表半里证是血弱气尽腠理开、邪气因入。本身已虚，又错误地以他药下之，更虚其里。此时分为 3 种情况：①柴胡证仍在，继续给予柴胡汤治疗，此虽已下之，不为逆，遵守的是有是证用是方。②如果邪实结于心下，水热互结，形成心下满而硬痛的结胸证，用大陷胸汤攻逐水热互结。③如果下之虚其里，胃虚，水热内停于心下，形成了心下痞，类似小陷胸汤（半夏、黄连、栝楼）的病机，用半夏泻心汤辛开苦降甘补治疗。为何不用小陷胸汤呢，因为小陷胸汤证是阳明病里实热证，而此处陷入于阴证，是厥阴病，用半夏泻心汤寒热并用治疗。

邪行如水，洼者受之。吴又可在《温疫论》里面说的这句话，病邪像水一样，水往低处流，哪里虚邪气就往哪里去。正如屋漏偏逢连夜雨。越是不顺的时候，各种不顺的事情便接踵而来。人体的五脏哪里虚，邪气就容易往哪里去。哪个脏器功能不足，哪个脏器就容易先出问题。越是脾胃虚弱的人，外感后越容易表现为胃肠型感冒，这就是直中入里，所以虚人伤寒建其中。外感病有内伤基础，其实就是邪之所凑其气必虚。

之所以心下痞，在于心下虚，邪气才能聚集于心下，如同小柴胡汤病机，需要用人参、生姜、甘草、大枣去补虚。但陷入于阴证，用干姜替代生姜。干姜和生姜都有温胃健胃的作用，在参、姜、草、枣补虚基础上，用半夏干姜辛开、芩连苦寒清热，共同解决心下痞的主症。半夏、干姜还有辛温化饮的作用，所以半夏泻心汤证的病机是胃虚、水饮内停、寒热错杂于心下，气机不通而形成心下痞或痞满的感觉。

大陷胸汤证是实证的心下痞，阳证的水热互结，而半夏泻心汤证是阴证的虚证的心下痞，寒热错杂，水热互结。

从方药组成来看，其治法为辛开苦降甘补，要在参、姜、草、枣甘补的基础上去辛开苦降。符合半表半里的病机"血弱气尽腠理开，邪气因入"，同时干姜、甘草辛甘化阳，说明陷入于阴证，因此是半表半里阴证的厥阴病。

呕而肠鸣，心下痞者，半夏泻心汤主之。

心下痞的原因是胃虚，其导致水热互结于心下，邪之所凑、其气必虚。治疗心下痞离不开人参，这就是阴证的心下痞，多用人参。

半夏泻心汤，生姜泻心汤、甘草泻心汤、黄连汤、干姜黄芩黄连人参汤等证，主要症状都是在胃肠消化系统。呕而肠鸣、心下痞，单纯从症状来看，无法确定一定是半夏泻心汤方证，比如太阴病六君子汤方证也可能出现呕而肠鸣、心下痞。因此临床应用半夏泻心汤，一定是先辨六经，辨证在厥阴病的基础上，又见到以心下痞为主症，才能确定是半夏泻心汤方证。

半夏泻心汤方证临床也非常常见，即使我在呼吸科门诊，也遇到很多半夏泻心汤方证的患者，半夏泻心汤的适应证：

1. 厥阴病以胃部胀满不适为主症，可有自觉疼痛，但按压无疼痛。
2. 厥阴病以胃肠湿热、苔腻为主症，以半夏泻心汤方证为底方加减。

第 27 讲　半夏泻心汤

95

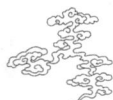

第28讲　生姜泻心汤

生姜泻心汤是在半夏泻心汤基础上，减轻干姜剂量，加入生姜四两，体现的是生姜温化水饮的作用。

157. 伤寒，汗出解之后，胃中不和，心下痞硬，干噫食臭，胁下有水气，腹中雷鸣下利者，生姜泻心汤主之。

生姜四两，切　甘草三两，炙　人参三两　干姜一两　黄芩三两半夏半升，洗　黄连一两　大枣十二枚，擘

上八味，以水一斗，煮取六升，去滓，再煎取三升，温服一升，日三服。附子泻心汤，本云加附子。半夏泻心汤、甘草泻心汤，同体别名耳。生姜泻心汤，本云理中人参黄芩汤，去桂枝、术，加黄连并泻肝法。

伤寒，汗出解之后，表证已解，出现了胃肠道症状，如胃中不和，心下痞硬，干噫食臭，胁下有水气，腹中雷鸣下利者，用生姜泻心汤，说明这是一个阴证。存在胃虚，水饮化热，水热互结于心下，导致胃中不和、心下痞硬等胃肠道症状。半夏泻心汤也是胃中不和、心下痞。

从症状来看，看不出明显的热的表现，但以方测证来看，有黄芩、黄连苦寒清热燥湿止利，认为还是存在里热，是寒热错杂的厥阴病。如果是但寒不热的太阴病，那么用四君子汤、六君子汤、香砂六君子汤即可。

本方证上热的表现，从甘草泻心汤和黄连汤来看，可能有心烦不得安，可能有胸中有热的表现，以方测证来看，半夏泻心汤及类方证，除了有里虚寒以外，必须有热。如果没有热，这就是太阴病了，就不是厥阴病，就不能用半夏泻心汤或其类方了。

如果是心下痞硬而疼痛，是大陷胸汤方证。所以此处的心下痞硬，没有按压疼痛感，没有实邪。干噫食臭，也就是打嗝，属于胃气上逆，有患者说胃里食物的味道反上来了，一方面胃热，一方面胃虚，导致胃气上逆。

胁下有水气，就会联想到小青龙汤的"心下有水气"。胁下有水气，水气攻迫入肠，导致腹中雷鸣下利。如果水气在呼吸道，就会出现呼吸道的雷鸣，如喉中如水鸡声的哮喘样表现。腹中雷鸣是肠鸣音亢进，下利也是水饮下迫大肠。下利，一方面是脾胃虚弱，一方面还有水饮因素。干姜温阳化寒饮，生姜辛温化水饮、化痰饮，且能和胃止呕。本条的病机是胁下有水气，更加强调水气，在半夏泻心汤基础上，把干姜由半夏泻心汤的三两减为一两，加入四两的生姜，增强温化水饮的作用。生姜合上半夏，就是《金匮要略》的小半夏汤。

病痰饮者，当以温药和之。温药和之的代表方是小半夏加茯苓汤，是以小半夏汤为底方的，小半夏汤就是半夏和生姜两味药，见于《金匮要略·痰饮咳嗽病脉证并治》："呕家本渴，渴者为欲解，今反不渴，心下有支饮故也，小半夏汤主之。"小半夏汤方：半夏一升，生姜半斤。也是反复强调水饮在里、在心下，所以不渴。

半夏泻心汤、生姜泻心汤，强调的是对于干姜、生姜的理解。生姜泻心汤证的病机是在半夏泻心汤证基础上，水饮更加突出，侧重于生姜温化水饮、和胃止呕，以胁下有水气、腹中雷鸣下利为主要症状。

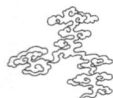

第 29 讲　甘草泻心汤

　　甘草泻心汤是在半夏泻心汤基础上，药味不变，加大炙甘草剂量为四两，体现的是炙甘草的甘温补益作用。可以参考栀子豉汤方证：若少气者，栀子甘草豉汤主之；若呕者，栀子生姜豉汤主之。这能够帮助我们理解仲景分别以生姜、甘草命名二方的道理。

　　158. 伤寒中风，医反下之，其人下利日数十行，谷不化，腹中雷鸣，心下痞硬而满，干呕心烦不得安，医见心下痞，谓病不尽，复下之，其痞益甚，此非结热，但以胃中虚，客气上逆，故使硬也，甘草泻心汤主之。

　　甘草四两，炙　黄芩三两　干姜三两　半夏半升，洗　大枣十二枚，擘　黄连一两

　　上六味，以水一斗，煮取六升，去滓，再煎取三升，温服一升，日三服。臣亿等谨按：上生姜泻心汤法，本云理中人参黄芩汤，今详泻心以疗痞，痞气因发阴而生，是半夏、生姜、甘草泻心三方，皆本于理中也，其方必各有人参。今甘草泻心中无者，脱落之也。又按《千金》并《外台秘要》，治伤寒䘌食用此方，皆有人参，知脱落无疑。

　　伤寒中风，当解表。医反下之，错误的治疗，导致其人下利日数十行，谷不化，腹中雷鸣，明显是一个脾胃虚弱、功能沉衰不足的症状表

现，谷不化、下利清谷。四逆汤证也有下利清谷不止的表现，本条是下利日数十行，症状上近似。如何鉴别？都是阴证，但程度不同，四逆汤用于太阴病阳虚重证的下利清谷、下利，同时伴有四逆、脉微欲绝。而甘草泻心汤证虽然脾胃虚弱，但不到用附子的程度，同时伴有上热，是寒热错杂的厥阴病。

腹中雷鸣，是肠鸣音亢进的表现，心下痞硬而满，与半夏泻心汤、生姜泻心汤的心下痞、心下痞硬、心下满病机一致，所以甘草泻心汤证的痞硬而满属虚证，必然是没有疼痛感、按着不痛的，所以对于里证的胃部、腹部症状，患者出现胀满疼痛的时候一定要加上腹诊，喜按为虚、拒按为实，以协助判断虚实、阴阳。

干呕心烦不得安。在脾胃功能虚弱不足基础之上出现了心烦不得安，心烦不得安是有内热的症状表现，干呕是胃肠虚弱、胃气上逆的表现。

医见心下痞，谓病不尽，复下之。错误的辨证导致错误的治疗，一看心下痞，没有腹诊，没有看患者喜按还是拒按，误认为是个实证的心下痞，给予攻下，用了大黄之类的药物攻下，更虚其里，导致其痞益甚。治疗方向是相反的，犯了以寒增寒、以热益热的错误治疗，犯了虚虚实实之戒，所以临床上越是复杂疾病，越是要辨清楚基本的寒热、虚实、阴阳、表里。

条文解释，此非结热，但以胃中虚，客气上逆，故使硬也。不是阳明病的热结在里，而是胃中虚，也就是胃中虚，邪之所凑其气必虚，哪里虚，邪气就侵及哪里。客气上逆，邪气郁结于胃、心下，导致心下痞硬，属于虚证、阴证厥阴病，这个时候因为是脾胃虚损的症状，明显比半夏泻心汤、生姜泻心汤两证重，所以用甘草泻心汤，以甘草命名也体现了甘草的温中补益的作用特点。

生姜泻心汤体现了生姜的利水饮的特点，半夏泻心汤体现了半夏辛开散结的特点。甘草泻心汤证要比生姜泻心汤、半夏泻心汤两证更虚一些，其方体现了甘草的补益。

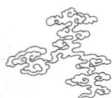

甘草泻心汤也是由半夏泻心汤加减而来，更强调的是其痞益甚。条文也解释了病机，此非结热，但以胃中虚，客气上逆，故使硬也，就是因为再次下之导致的其痞益甚，虚的程度更明显，所以在半夏泻心汤的基础上把炙甘草增为四两，变成一个主要以甘温益气为作用的方，体现了甘草的补益作用。甘草一般说调和诸药，但别忘了甘草的补益作用，甘温益气、甘温调补，在小柴胡汤方证的时候，笔者解读过参、姜、草、枣的益气养血。

本方无人参，但经林亿等考证，方后注曰：其方必各有人参。今甘草泻心中无者，脱落之也。故甘草泻心汤中当有人参三两。

《医宗金鉴·订正伤寒论注》说：方以甘草命名者，取和缓之意也，用甘草、大枣之甘，补中之虚，缓中之急；半夏之辛，降逆止呕，芩连之寒，泻阳陷之痞热，干姜之热，散阴凝之痞寒。

临床上，甘草泻心汤常用来治疗复发性口腔溃疡，因为临床发现反复口腔溃疡患者，往往不是单纯的热，而是存在上热下寒、脾胃虚弱的情况，沿用胡希恕先生经验，对辨证属于厥阴病的反复口腔溃疡，用甘草泻心汤治疗，疗效还是不错的。

第30讲　黄连汤与干姜黄芩黄连人参汤

半夏泻心汤、生姜泻心汤、甘草泻心汤方药近似，黄连汤、干姜黄芩黄连人参汤也是厥阴病方，寒热并用，以治疗胃肠道症状为主，体现了辛开苦降甘补的治疗作用，病机与治法类似半夏泻心汤证，上述五方被称为半夏泻心汤类方五方证。

173.伤寒胸中有热，胃中有邪气，腹中痛，欲呕吐者，黄连汤主之。

黄连三两　甘草三两，炙　干姜三两　桂枝三两，去皮　人参二两　半夏半升，洗　大枣十二枚，擘

上七味，以水一斗，煮取六升，去滓，温服，昼三夜二。疑非仲景方。

条文简单，以方测证来看，黄连汤和半夏泻心汤、甘草泻心汤、生姜泻心汤方药组成都非常近似，治法都是寒热并用，是姐妹方。

在半夏泻心汤基础之上，去掉了黄芩，把黄连的剂量加大，由一两增为三两，同时加入了桂枝三两温阳，黄连汤用桂枝并不是为了解表，桂枝、干姜合在一起温阳的力度明显增大，柴胡桂枝干姜汤中也是桂枝、干姜配伍温阳，治疗阴证。所以黄连汤证的下寒症状会更明显，腹中痛

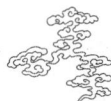

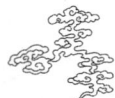

是一个寒性的腹痛，大家都有这样的体会，着凉了会腹痛。

去了黄芩增加了黄连的剂量，说明这里的热更偏于黄连的适应证，从脏腑辨证来看，黄连是清心为主的，所以胸中有热应该是心烦心热的症状，比如甘草泻心汤的心烦不得安，也可以参考黄连阿胶汤的"心中烦，不得卧"。

我们在讲"三黄"的时候，黄连、黄芩、黄柏清热，其实具体还是有所不同，胸中有热，近似于心热，用黄连清心热，这里是胸中有热，所以把黄连由一两增为三两，不用黄芩。黄连汤证应该是在半夏泻心汤证等基础之上，下寒症状更为明显，加桂枝温阳，同时以心烦心热为主要表现，去黄芩，加大了黄连剂量，依然属于厥阴病的寒热并用。

胃中有邪气，腹中痛。胡希恕先生解释胃中有邪气，邪气就是水饮，水饮在里导致腹中痛，寒性水饮上冲导致呕吐，方中半夏、干姜温化水饮。加上桂枝三两，既能温中化饮，又能平冲降逆。黄连汤证属于厥阴病的寒热错杂，下寒包括水饮症状更加明显，所以方中除了黄连清热，还有人参、炙甘草、大枣健胃益气，半夏、干姜、桂枝温化水饮。

359. 伤寒本自寒下，医复吐下之，寒格更逆吐下，若食入口即吐，干姜黄芩黄连人参汤主之。

干姜　黄芩　黄连　人参各三两

上四味，以水六升，煮取二升，去滓，分温再服。

大家发现，不论甘草泻心汤还是半夏泻心汤，还是生姜泻心汤，还是本方，都是各种错误治疗之后，正虚邪陷，邪气入里，结聚于心下所致而用。比如半夏泻心汤证的"伤寒五六日……而以他药下之"；生姜泻心汤证的"伤寒汗出解之后"；甘草泻心汤证的"伤寒中风、医反下之"；干姜黄芩黄连人参汤证的"伤寒本自寒下，医复吐下之，寒格更逆吐下"。

寒下，医复吐下之，更逆吐下，都是错误治疗，吐下伤阳气伤津液，陷入于虚证、阴证。寒格，就是格拒，食入口即吐，并不完全是脾胃虚弱，如果是脾胃虚弱，入口即吐可见于四君子汤方证、六君子汤方证等。方中有黄芩、黄连的苦寒清热，以方测证来看，本方证是一个寒热错杂的厥阴病。

虽无半夏，但干姜辛开，黄芩、黄连苦降，人参甘调，此方清热力更强，如半夏泻心汤中黄芩三两、黄连一两，黄连汤方中是黄连三两，但在这里既有黄芩三两，还有黄连三两，说明清热力量更强一些，干姜三两、人参三两，其实就是理中汤的简方。所以这个方子也可以看作2个法：第一，黄芩、黄连清热，第二，人参、干姜益气温阳。

条文的主要症状是食入口即吐。

水饮内停可以见到水入则吐，这里是食入口即吐，为什么？其实也是胃脘部的气机上逆所导致的。原因在这里，第一是胃虚有饮，所以用人参健胃、干姜来温胃化饮；第二是热邪阻遏，用黄芩、黄连以清热，达到一个辛开苦降甘调的治疗作用。

半夏泻心汤类方的最后一个方子是干姜黄芩黄连人参汤。方药非常简单，主要是干姜、黄芩、黄连、人参。虽然药物少，也是具备辛开苦降甘补之法。有呕再加入半夏，胃虚明显再加炙甘草、大枣，即半夏泻心汤。本方证可以看作一个简单版的半夏泻心汤方证，在这个寒热错杂心下痞，以呕吐为症状明显的时候可以考虑用本方证。本方无半夏，其实半夏和胃降逆止呕，应该也是可以加入的。

本方证的辨证要点：辨证是厥阴病，饮食入口即吐时，首先考虑本方证。胡希恕先生说妊娠恶阻，呕吐的时候用这个方子的效果会比较好。

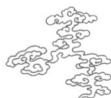

第31讲　5个泻心汤方证总结

　　厥阴病，同时又以心下痞为主症，则考虑半夏泻心汤类方证。半夏泻心汤是厥阴病心下痞的代表方、基础方。如果不能确定具体属于哪个方证的时候，首选半夏泻心汤。在半夏泻心汤证基础上，出现下利或水气更加明显，则考虑生姜泻心汤；在半夏泻心汤证基础上，心下痞为主，但是虚的程度更加明显，就用甘草泻心汤。

　　黄连汤与半夏泻心汤比起来，第一，去黄芩，把黄连一两增为黄连三两，第二，加了桂枝三两，这是它们的主要区别。黄连汤的组方条文是"胸中有热，胃中有邪气，腹中痛，欲呕吐者，黄连汤主之"。所以临床中见到厥阴病以心烦为主，同时又是下寒明显的时候，就用黄连汤。当然这个呕吐原因较多，比如小柴胡汤证可以见到呕；表不解时也可见呕，比如桂枝汤证；水饮时也可见呕吐，如五苓散证的水入则吐等。黄连汤证的欲呕吐，考虑是寒饮上冲所导致，故加入桂枝三两平冲降逆兼以温化水饮。

　　小结一下，5个方子同属于厥阴病方范畴，而且是以心下痞为主症的，比如半夏泻心汤的"但满而不痛者，此为痞"；生姜泻心汤的"心下痞硬"；甘草泻心汤的"其痞益甚"。所以说明3个方证的主要症状都是一个"心下痞"。

　　说明这些方证，主要症状都是厥阴病的心下痞，治法都是辛开苦降甘补。临床中见到心下痞的时候不要着急用半夏泻心汤类方，而是首先辨六经。比如阳明病也可以有心下痞，太阴病的时候也可以有心下痞，首先确定六经辨证属于厥阴病的心下痞，才能考虑半夏泻心汤类方证，再具体去辨属于哪一个方证（见表7）。

任何时候，都不能但见一证便是，都要老老实实地先辨六经继辨方证，求得方证相应而治愈疾病。

表7　半夏泻心汤类方五方证对比

方名	辛开	苦降	甘补	备注	辨证核心要点
半夏泻心汤	半夏半升 干姜三两	黄芩三两 黄连一两	人参三两 炙甘草三两 大枣十二枚	基础方	但满而不痛者，此为痞，柴胡不中与之，宜半夏泻心汤
生姜泻心汤	半夏半升 生姜四两 干姜一两	黄芩三两 黄连一两	人参三两 炙甘草三两 大枣十二枚	减干姜为一两 加生姜四两	胃中不和，心下痞硬，干噫食臭，胁下有水气，腹中雷鸣下利者，生姜泻心汤
甘草泻心汤	半夏半升 干姜三两	黄芩三两 黄连一两	人参三两 炙甘草四两 大枣十二枚	炙甘草增为四两 原方无人参，当有人参	其痞益甚，此非结热，但以胃中虚，客气上逆，故使硬也，甘草泻心汤
黄连汤	半夏半升 干姜三两 桂枝三两	黄连三两	人参二两 炙甘草三两 大枣十二枚	黄连增为三两，人参减为二两，去黄芩，加桂枝三两	胸中有热，胃中有邪气，腹中痛，欲呕吐者，黄连汤主之
干姜黄芩黄连人参汤	干姜三两	黄芩三两 黄连三两	人参三两	去半夏、甘草、大枣	寒格更逆吐下，若食入口即吐，干姜黄芩黄连人参汤主之

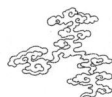

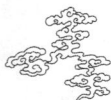

第 32 讲　乌梅丸

　　柴胡桂枝干姜汤、半夏泻心汤类方、乌梅丸，药物都是寒热并用，本质是阳虚，机体功能沉衰不足，同时伴有内热，由于阴阳不能合病，六经辨证归属于寒热错杂的厥阴病，是厥阴病的代表方。

　　乌梅丸原方用于治疗蛔厥，古代因为卫生条件，蛔虫病比较多，当前蛔虫病已经很少见了。现在更多把乌梅丸应用于久利的情况，因为条文最后一句说"又主久利"。但是一定要注意，并不是说临床当中见到一个久利就是乌梅丸方证，还是要坚持先辨六经继辨方证的思路。

　　338. 伤寒脉微而厥，至七八日肤冷，其人躁，无暂安时者，此为脏厥，非蛔厥也。蛔厥者，其人当吐蛔。令病者静，而复时烦者，此为脏寒。蛔上入其膈，故烦，须臾复止，得食而呕，又烦者，蛔闻食臭出，其人常自吐蛔。蛔厥者，乌梅丸主之。又主久利。

　　乌梅三百枚　细辛六两　干姜十两　黄连十六两　当归四两　附子六两，炮，去皮　蜀椒四两，出汗　桂枝去皮，六两　人参六两　黄檗六两

　　上十味，异捣筛，合治之，以苦酒渍乌梅一宿，去核，蒸之五斗米下，饭熟捣成泥，和药令相得，内臼中，与蜜杵二千下，丸如梧桐子大，先食饮服十丸，日三服，稍加至二十丸，禁生冷滑物臭食等。

乌梅丸整体是一个阴证，附子、干姜、细辛、桂枝、蜀椒，都是温阳散寒的，说明整个人体的机能功能是沉衰不足的，但同时还有黄连和黄柏清热燥湿、坚阴止利，黄连剂量是十六两，除了乌梅以外黄连剂量最大，说明存在热证。常表现为口干口苦心烦，或者有肠道湿热的情况，如舌红苔腻。因为久利的病程比较久了，下利伤津液、伤阳气、伤气血，还存在着气阴不足，望梅止渴的故事告诉我们酸能生津，乌梅除了酸敛止利，还能配合人参、当归、蜂蜜发挥益气生津养血的作用。乌梅丸证是一个寒热错杂证，以寒为主，同时存在着内热，存在着一定的气阴不足的情况，在临床当中我们对于辨证为厥阴病寒热错杂且以久利为主症的时候，考虑乌梅丸方证。

下利，先辨阴阳。阴证的下利，多见于太阴病，但由于厥阴病的上热下寒，也多见到下利，如厥阴病提纲条文的下之利不止。甘草泻心汤证也是下利日数十行。所以见到阴证的下利，需要辨别是太阴病还是厥阴病。

案例一：张某，女，67 岁，2022 年 9 月 2 日初诊。

患者久利 5 ～ 6 年，遇冷加重，甚则每日 5 ～ 6 次，不能出门。胃、腹部凉。无明显口干口苦。舌暗淡，有齿痕，脉沉弱无力。

本案并无热象，六经辨证为里阴证的太阴病，治以温阳，附子理中汤加减。处方：

党参 15g　茯苓 15g　炒白术 30g　炙甘草 10g

黑顺片 10g　陈皮 15g　红曲 20g　干姜 10g

7 剂

二诊，服药后症状明显减轻。继续服药。

案例二：唐某，女，72 岁，2022 年 8 月 22 日来诊。

患者长期腹泻 2 ～ 3 年，早餐后 4 ～ 5 次，有腹胀，无腹痛。膝盖凉痛。腹凉。夜间口干口苦。足心热。舌暗苔白，左斜飞脉，脉弦。血糖、血压高。

六经辨证为厥阴病。处方：

乌梅 15g　细辛 6g　干姜 10g　黄连 10g

当归 10g　青椒 10g　桂枝 10g　党参 10g

黄柏 10g　黑顺片 10g　炙甘草 10g

7 剂

二诊，1 周后症状较前明显减轻。补充流口水的症状，乏力。加入炒白术 15g、厚朴 15g、红曲 10g。

本案属于久利，膝盖凉、腹凉、舌暗苔白属于阴证，脉弦为有饮，但存在口干口苦、足心热等，考虑寒热错杂，在阴证基础上，有半表半里郁热，辨证为半表半里阴证的厥阴病，给予乌梅丸加减。1 周后症状明显减轻。

需要注意，类似病案虽然治疗有效，但仍需要坚持治疗一段时间，因为正气的恢复并非一朝一夕。复诊的时候，如果上热消除，不需要清热，乌梅丸去黄连、黄柏，从太阴病论治。

不要见到久利，就想到乌梅丸，但见一证便是，不必悉具，非常容易出错。坚守先辨六经继辨方证的思路。正确的思路是，患者以久利就诊，我们先看整体的症状反应，先辨六经，确定为厥阴病的寒热错杂，又以久利为主症的时候，才能确定是乌梅丸方证。

第 33 讲　麻黄升麻汤、烧裈散

麻黄升麻汤证是临床相对偏僻的方证，很多人难以理解。结合条文的症状及以方测证来看，也是厥阴病，伴有表证未解，也可以认为是三阴合病。

357.伤寒六七日，大下后，寸脉沉而迟，手足厥逆，下部脉不至，喉咽不利，唾脓血，泄利不止者，为难治，麻黄升麻汤主之。

麻黄二两半，去节　升麻一两一分　当归一两一分　知母十八铢　黄芩十八铢　葳蕤十八铢，一作菖蒲　芍药六铢　天门冬六铢，去心　桂枝六铢，去皮　茯苓六铢　甘草六铢，炙　石膏六铢，碎，绵裹　白术六铢　干姜六铢

上十四味，以水一斗，先煮麻黄一两沸，去上沫，内诸药，煮取三升，去滓。分温三服，相去如炊三斗米顷，令尽汗出愈。

伤寒六七日，大下后，泄利不止者，寸脉沉而迟，下部脉不至，手足厥逆，也是各种错误治疗导致陷入于阴证，机体功能沉衰不足，所以脉诊上表现为寸脉沉而迟，下部脉不至，肠道表现泄利不止者，手足表现为手足厥逆，不就是一个四逆汤证吗？

但同时存在着上热，表现为喉咽不利，唾脓血，是一个局部的上热。虽然整体是阴证，但存在局部的热重，依然需要清热解毒利咽。病机是

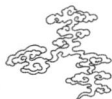

阴证基础的上热下寒，所以我们把本方证归为厥阴病，寒热错杂。本方证常见于错误治疗后，机体功能沉衰，而且寒热错杂，治疗难度大，条文曰为难治。

条文可调整为：伤寒六七日，大下后，泄利不止者，寸脉沉而迟，手足厥逆，下部脉不至，喉咽不利，唾脓血，为难治，麻黄升麻汤主之。

由于伤寒六七日，从用麻黄、桂枝、芍药来看，当存在表未解的情况。错误地给予大下之，导致泄利不止，损伤津液阳气，出现了手足厥逆，寸脉沉而迟，下部脉不至，也就是西医学所谓的血容量灌注不足、血压下降、休克的情况。寸脉沉而迟、下部脉不至反映了病机是阴证。同时存在上热表现，如喉咽不利、唾脓血，热盛炼液为痰为脓、灼伤血络，故唾脓血，需要清热解毒。辨证为陷入于阴证的上热下寒、兼表证未解，属于厥阴病兼表证未解，即三阴合病，治疗需要清上热、温下寒、解表。

从条文症状未能看出有表证，但以方测证来看，本方用了麻黄、桂枝，说明存在表证未解。因此本方可以看作厥阴病伴有表证未解，这个表，是阴证的表，属于少阴病。本方证是阴证，以太阴病为基础，需要在温阳基础上，清上热兼以解表，所以本方证是三阴合病的方证。

我们先看药物组成，以方测证来看，主要是三组药物：

1. 解表：麻黄、桂枝、白芍。

2. 清上热：生石膏、知母、黄芩、升麻、葳蕤、芍药、天门冬。

3. 温下寒、补虚：桂枝、干姜、白术、茯苓、当归、甘草。

虽然下之，但表未解，用麻黄、桂枝、白芍解表。

上热喉咽不利，唾脓血，用生石膏、知母、黄芩、升麻清热解毒利咽，同时津液不足，用葳蕤、芍药、天门冬清热兼以滋养津液。因为泄利不止，用白术、茯苓。手足厥逆，寸脉沉而迟，下部脉不至，陷入于阴证，用桂枝、干姜温阳，当归、芍药、甘草来养津液。

本方是属于三阴合病，类似一个厥阴病的患者，上热下寒，同时表证未解。当然这个患者从症状来看，可以加入附子，以振奋机体功能之沉衰。

吴棹仙先生经方验案[1]：

民国 28 年，时值抗日战争，余居渝。一军人转战沙场，备受风雨寒热，一病而唾脓血，西医误用凉药，以至大下不已，滴水不饮，命在旦夕。余诊之，手足厥冷而胸中灼热，两手寸脉沉缓不现，下部趺阳、少阴脉不至，舌苔红赤。因思仲景有云："伤寒六七日，大下后，寸脉沉而迟，手足厥逆，下部脉不至，喉咽不利，唾脓血，泄利不止者，为难治，麻黄升麻汤主之。"正与此证一一吻合。盖外感风寒，内伏积热，医反下之，以至表邪内陷，中气大伤，胸中积热依旧，津气虚而胁迫血热上行也。

因投仲景原方：麻黄四钱、升麻四钱、当归三钱，茯苓、白术、白芍、天冬、石膏、干姜、桂枝、甘草各一钱，黄芩、知母、葳蕤各三钱。上药十四味，按法先煎麻黄去浮沫，内诸药同煎，分温三服。

一剂而病除，重返前线，凯旋归来，专程谒于渝之医庐，谈当时病笃，为余所救，九死一生，不胜感激之至云。此证余五十余年仅见一例耳。

按照经方辨证六步法来分析如下：

四诊信息：备受风雨寒热，一病而唾脓血，以至大下不已，滴水不饮，手足厥冷而胸中灼热，两手寸脉沉缓不现，下部趺阳、少阴脉不至，舌苔红赤。

病性：大下不已，滴水不饮，手足厥冷，两手寸脉沉缓不现，下部趺阳、少阴脉不至，机体正气大衰，陷入于阴证。

病位：在阴证基础上，大下不已，当属于太阴病。但本案存在唾脓

[1] 郭文友.吴棹仙先生经方验案续录[J].四川中医，1985，4：1.

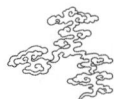

111

血、胸中灼热、舌苔红赤，属于上热下寒，六经辨证为厥阴病。从备受风雨寒热来看，当存在表证未解，属少阴病。

六经辨证：少阴厥阴合病，亦可以称之为三阴合病。

治法：温下寒、清上热，兼以温阳解表。

方证：麻黄升麻汤。

本案麻黄升麻汤方证形成的原因，在于患者本身内热，外感风寒，形成了太阳阳明合病。误用凉药、错误大下之虚其里，伤其阳气，陷入于阴证，导致成为三阴合病，在阴证基础上有内热、表证未解，用麻黄升麻汤治疗。麻黄升麻汤是以厥阴病为主，兼有少阴表证未解，也可以认为是三阴合病。

《陈逊斋医案》所载之表邪内陷，触动喉痰旧疾案：

李梦如子，曾二次患喉痰，一次患溏泻，治之愈。今复患寒热病，历十余日不退。邀余诊，切脉未竟，已下利两次。头痛，腹痛，骨节痛，喉头尽白而腐，吐脓样痰夹血。六脉浮中两按皆无，重按亦微缓，不能辨其至数。口渴需水，小便少，两足少阴脉似有似无。

诊毕无法立方，且不明其病理，连拟排脓汤、黄连阿胶汤、苦酒汤，皆不切意。复拟干姜黄连黄芩人参汤，终觉未妥。又改拟小柴胡汤加减，以求稳妥。继因雨阻，寓李宅附近，然沉思不得寐，复讯李父，病人曾出汗几次？曰：始终无汗。曾服下剂否？曰：曾服泻盐三次，而至水泻频仍，脉忽变阴。余曰：得之矣，此麻黄升麻汤证也。

病人脉弱易动，素有喉痰，是下虚上热体质。新患太阳伤寒而误下之，表邪不退，外热内陷，触动喉痰旧疾，故喉间白腐，脓血交并。脾弱湿重之体，复因大下而成水泻，水走肠间，故小便不利。上焦热盛，故口渴。表邪未退，故寒热头痛，骨节痛各证仍在。热闭于内，故四肢厥冷。大下之后，气血奔集于里，故阳脉沉弱；水液趋于下部，故阴脉亦闭歇。

本方组成，有桂枝汤加麻黄，所以解表发汗；有苓、术、干姜化水，利小便，所以止利；用当归助其行血通脉；用黄芩、知母、石膏以消炎清热，兼生津液；用升麻解咽喉之毒，用玉竹以祛脓血，用天冬以清利痰脓。明日，即可照服此方。李终疑脉有败征，恐不胜麻、桂之温，欲加丽参。余曰：脉沉弱肢冷，是阳郁，非阳虚也。加参转虑掣消炎解毒之肘，不如勿用，经方以不加减为贵也。后果愈。

按照经方辨证六步法来分析如下：

四诊信息：患寒热病，历十余日不退。切脉未竟，已下利两次。头痛，腹痛，骨节痛，喉头尽白而腐，吐脓样痰夹血。六脉浮中两按皆无，重按亦微缓，不能辨其至数。口渴需水，小便少，两足少阴脉似有似无。始终无汗。

病性：切脉未竟，已下利两次。六脉浮中两按皆无，重按亦微缓，不能辨其至数。两足少阴脉似有似无。机体正气大衰，陷入于阴证。

病位：曾服泻盐3次，而至水泻频仍，脉忽变阴，当属于里阴证的太阴病。但本案存在喉头尽白而腐，吐脓样痰夹血，口渴需水，属于上热下寒，六经辨证为厥阴病。头痛，腹痛，骨节痛，始终无汗，存在表证未解，病性为阴，属少阴病。

六经辨证：少阴厥阴合病，亦可以称之为三阴合病。

治法：温下寒、清上热，兼以温阳解表。

方证：麻黄升麻汤。

本案病机分析，患者平素是下虚上热体质，即厥阴病，新患太阳伤寒而误下之，更虚其里，导致太阴下利不已，表邪不退，形成了三阴合病。治疗三阴合病，并非必须是麻黄升麻汤，只是麻黄升麻汤符合三阴合病的论治原则，可以选择麻黄升麻汤加减。

从麻黄升麻汤方证可以看出三阴合病的治疗思路，依然是辨证论治，三阴同治。如果太阴里证急迫、阳虚明显，亦可以舍表救里、先回阳救逆。

392. 伤寒阴阳易之为病，其人身体重，少气，少腹里急，或引阴中拘挛，热上冲胸，头重不欲举，眼中生花，膝胫拘急者，烧裈散主之。

妇人中裈近隐处，取烧作灰。

上一味，水服方寸匕，日三服，小便即利，阴头微肿，此为愈矣。妇人病，取男子裈烧服。

伤寒瘥愈之后，有食复、劳复、房复，导致病情反复。伤寒阴阳易之为病，就是房复导致疾病加重、反复或新发外感等。

房劳只是诱因，原因在于伤寒瘥愈之后，大多是邪去正虚的状态，要清淡饮食、适当休息来调养安息。身体尚未恢复，房劳伤精容易导致病情加重，治疗依然要辨六经辨方证，从症状入手，不要只盯着房劳这个诱因。

从症状来看，身体重、少气、少腹里急或引阴中拘挛、热上冲胸、头重不欲举、眼中生花、膝胫拘急，明显是津血不足导致的虚证，和小建中汤证症状类似。

从症状来看，没有明显表证。虽有热上冲胸，但没有明显口渴、便干、尿黄等里热表现，也只是虚热表现，治疗思路应当是养津血，津血足则热自消。类似小建中汤条文的"手足烦热，咽干口燥"，用小建中汤去养津液治疗即可，不需要清热。

102. 伤寒二三日，心中悸而烦者，小建中汤主之。

100. 伤寒，阳脉涩，阴脉弦，法当腹中急痛，先与小建中汤，不瘥者，小柴胡汤主之。

《金匮要略》：妇人腹中痛，小建中汤主之。

《金匮要略》：虚劳里急，悸，衄，腹中痛，梦失精，四肢酸疼，手足烦热，咽干口燥，小建中汤主之。

热上冲胸类似厥阴病提纲条文的"气上撞心，心中疼热"，是一个虚性的热。如果热明显，可考虑柴胡桂枝干姜汤合当归芍药散，以调和寒热、养津血。如果热相对比较轻，从太阴病论治，《医宗金鉴》认为本条方证的治疗，男用六味地黄丸主之，女以四物汤主之，其实不如用小建中汤加减去治疗。

326.厥阴之为病，消渴，气上撞心，心中疼热，饥而不欲食，食则吐蛔，下之利不止。

假若合并表证，从六经来看也是少阴病，需要扶正解表，《医宗金鉴》提出用补中益气汤加麻黄、桂枝微微发汗。为何用补中益气汤？为何要微微发汗？因为这是虚证，扶正解表，解表的时候只能微微发汗，避免大汗伤津液。

学习仲景《伤寒论》，通过398条、113方，重点学仲景的临床思维，即六经辨证。至于原文提出的烧裈散主之，只能存疑，不做过多牵强解释。遇到类似病证，可考虑从小建中汤入手，养津液、扶正补虚。

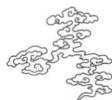

第33讲 麻黄升麻汤、烧裈散

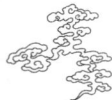

第 34 讲　厥证死证

有少阴死证，也有厥阴死证，实际上大家要明白，死证多为阴证，多在里，死证多在太阴，而非少阴或厥阴。

343.伤寒六七日，脉微，手足厥冷，烦躁，灸厥阴。厥不还者，死。

脉微、手足厥冷，属于四逆汤证或通脉四逆汤证。烦躁，类似通脉四逆汤的阴盛格阳，是一个假热证、假阳证，同时病情危重，考虑格拒，真寒假热，可给予通脉四逆汤治疗。艾灸也有温阳作用，灸厥阴，厥不还，依然四逆、休克，病情重，故曰死。提示我们对于阴证的时候，也可适当辅助以艾灸的方法，如关元、足三里等。

344.伤寒发热，下利厥逆，躁不得卧者，死。

下利、厥逆，属于四逆汤证。发热的同时伴有四逆汤证，即使有表证，也要舍表救里，先用四逆汤救里。本条不是表证的发热，而是阴证的发热，阳气外脱，属于阴盛格阳，发热、躁不得卧者，可给予通脉四逆加猪胆汤，类似上条第 343 条。病情危重，故曰死。

345.伤寒发热，下利至甚，厥不止者，死。

本条同上条，下利至甚，厥不止，也是下利脱水导致休克，病情危重，故曰死。此时的发热，如果是表证，当舍表救里，用通脉四逆汤。如不是表证的发热，当属于阴盛格阳，阳气外越所致，用通脉四逆加猪胆汤。

348. 发热而厥，七日下利者，为难治。

发热、厥、下利，同第 345 条，属于四逆汤证。当用四逆汤或通脉四逆汤。如果存在格拒，用通脉四逆加猪胆汤。

346. 伤寒六七日，不利，便发热而利，其人汗出不止者，死。有阴无阳故也。

伤寒六七日，本不下利，说明里证尚可。发热而利，出现了里证，此时汗出不止，类似下利不止，都是阳气、津液丢失，说明机体功能沉衰，属于阳虚自汗的重证，属于脱证，故曰死。治疗当舍表救里，用四逆汤加生龙骨、生牡蛎。有阴无阳故也，当为后人解释，属于阴阳离决，无阳，阳已外脱。

津液是阳气的载体，所以《伤寒论》中很多条文说此无阳也，其实就是此无津液也。因为津液没有了，阳气自然就没有了。本条的患者，一方面是利，一方面是汗出不止，都说明阳气津液脱失，陷入于阴证，病情危重，故曰死。

347. 伤寒五六日，不结胸，腹濡，脉虚，复厥者，不可下，此亡血，下之死。

不结胸，说明这个患者可能经过误下，但没有出现结胸。只是腹濡，腹部濡软，没有实邪，脉虚、复厥者，属于虚证、阴证，属于太阴病。不可下，下之伤阳气伤津液，导致正气外脱，故曰下之死。

本条属于阴证，存在脉虚、厥逆，脉虚说明气血不足，厥也是气血不能达于四末所致，故曰此亡血，即血虚津液虚的意思。亡血亡津液，

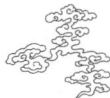

故曰不可下，下之死。如太阴病提纲条文第 273 条曰："若下之，必胸下结硬。"也是强调不可下之，下之，必胸下结硬。

只不过本条的虚证更重，故曰下之死。

362. 下利，手足厥冷，无脉者，灸之不温，若脉不还，反微喘者，死。少阴负趺阳者，为顺也。

下利、手足厥冷、无脉，即脉微欲绝，属于通脉四逆汤证，类似第 343 条，予灸法温阳，灸之不温，依然无脉，反而微喘，属于气脱的表现，在阴证的危重证基础上，见到汗、下利、喘，都是阳气外脱的表现，说明病情危重，故曰死。第 343 条是灸厥阴。厥不还者，死。本条是灸之不温，若脉不还，反微喘者，死。

343. 伤寒六七日，脉微，手足厥冷，烦躁，灸厥阴。厥不还者，死。

368. 下利后脉绝，手足厥冷，晬时脉还，手足温者，生，脉不还者，死。

下利、脉绝、手足厥冷，也是四逆汤证。如果经过治疗，如灸之、服四逆汤等，脉还、手足温，说明阳气津液恢复，则生。如果脉不还、依然手足厥冷，说明治疗效果不好，病情危重，故曰死。

369. 伤寒下利，日十余行，脉反实者，死。

下利日十余行，脱水，津液阳气丢失，陷入于阴证的四逆汤证，当伴有手足厥逆、脉微欲绝，当给予四逆汤或通脉四逆汤。

脉反实者、死，不是一个真正的实脉。如果是真的脉实，这是一个实证、阳证，属于正气足阳明病的下利日十余行，必自止，不当死。如果是一个阳证的下利，病情可能重，但是不会突然病情进展而死亡的。

所以本条的脉反实，当浮取实，沉取无根，阳气浮越，病情危重，故曰死。

结合第 278 条，也是下利日十余行，"至七八日，虽暴烦下利日十余行，必自止，以脾家实，腐秽当去故也"。是阳气来复，脉当弱，但有根。

和本条并看，分别属于正气的虚实的情况，一个死，一个痊愈。

278.伤寒脉浮而缓，手足自温者，系在太阴。太阴当发身黄，若小便自利者，不能发黄。至七八日，虽暴烦下利日十余行，必自止，以脾家实，腐秽当去故也。

涉及厥阴死证的上述 9 条，可以发现，真正死证，往往阳气虚脱，属于太阴病范畴，轻者用四逆汤，重则用通脉四逆汤，存在格拒证考虑通脉四逆加猪胆汤。这个时候，即使有表证，也要舍表救里。高手对决，比拼的是基本功，我们的基本功就是辨阴阳、辨表里半，越是危重证，辨别阴阳越重要。

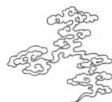

第 35 讲　厥阴病有证无方条文

还有一些条文，没有方，称作有证无方，大家可能不太重视。实际上每一个条文，都能体现仲景的临床思维，都值得我们认真体会。

327. 厥阴中风，脉微浮为欲愈，不浮为未愈。

论中有太阳中风、少阴中风、阳明中风、太阴中风、少阳中风、厥阴中风，所以有学者说六经皆有中风。

101. 伤寒中风，有柴胡证，但见一证便是，不必悉具。凡柴胡汤病证而下之，若柴胡证不罢者，复与柴胡汤，必蒸蒸而振，却复发热汗出而解。

治疗的时候，强调的还是观其脉证、知犯何逆、随证治之。不要被厥阴中风的说法固定了思维，还要看条文中患者的具体症状表现。

厥阴病是半表半里阴证，上热下寒，但机体功能沉衰不足，脉应该是偏沉弱的。阴证的时候，脉多沉，如果脉微浮，说明气血相对充足，脉能够浮起来，表现为微微的浮脉，预示正气来复、正气胜邪，故曰：脉微浮为欲愈，不浮为未愈。

330. 诸四逆厥者，不可下之，虚家亦然。

四逆，也就是厥证，手足逆冷者是也，手足冰凉。

337. 凡厥者，阴阳气不相顺接，便为厥。厥者，手足逆冷者是也。

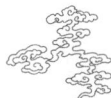

厥阴病虽然有厥，但四逆、厥并非是厥阴病，三阴证都可见到，如四逆汤、当归四逆汤等证。也可见于阳证，如阳明病的承气汤证、少阳病的四逆汤证，也可见到厥，病机是热深厥深，气血郁阻。

如果是阴证的厥逆、四逆，病机是阳虚、气血不足，为不能灌注四末所致，治法当温阳扶正、益气养血，不能下之。下之是祛邪的，阴证的情况下，下之更伤人体正气。虚家亦然，虚家就是虚证，也不能下之。

如果是阳明病里实热的厥，厥深者热亦深，自然可以下之。条文强调的是，不要见到厥，就下之，要辨证，要辨阴证还是阳证。

331. 伤寒，先厥后发热而利者，必自止，见厥复利。

厥是手足逆冷，常见于阴证，阳虚。发热是正邪交争的表现，发热说明正气能与邪气相争，所以条文曰：发热恶寒者，发于阳也；无热恶寒者，发于阴也。我们也经常开玩笑说，感冒的时候能发热，说明你的机体免疫力还行，如果是林黛玉，气血阴阳不足的人，想发热也热不起来。

7. 病有发热恶寒者，发于阳也；无热恶寒者，发于阴也。发于阳，七日愈；发于阴，六日愈。以阳数七、阴数六故也。

伤寒，先厥后发热而利者，必自止。说明这是一个病情向愈的阶段。因此本条解释如下：厥，说明阳虚。后发热，说明阳气来复，正邪相争。下利，也可以看作正气祛邪外出的表现，必自止，说明脾胃功能在恢复，如第278条"虽暴烦下利日十余行，必自止，以脾家实，腐秽当去故也"。

278. 伤寒脉浮而缓，手足自温者，系在太阴。太阴当发身黄，若小便自利者，不能发黄。至七八日，虽暴烦下利日十余行，必自止，以脾家实，腐秽当去故也。

如果再次见到厥，说明阳气虚，必然出现下利。此时的厥、利，当属于脾胃沉衰的阴证，类似四逆汤证的厥、利。可给予四逆汤。

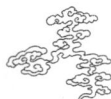

334. 伤寒先厥后发热，下利必自止，而反汗出，咽中痛者，其喉为痹。发热无汗，而利必自止，若不止，必便脓血，便脓血者，其喉不痹。

伤寒先厥后发热，下利必自止。同第331条。

先厥后发热，下利必自止，是阳气来复，脾胃功能恢复。若阳气太过，逼迫津液外泄而反汗出，热盛津伤导致咽中痛者，其喉为痹，当传变为阳明病里热。

发热、下利必自止、无汗，属于阳气来复，但热不重，没有热盛逼迫津液外泄，所以无汗。如果下利不止，便脓血，属于里热逼迫津液从肠道出，表现为便脓血，热邪从下走，故上热不重，其喉不痹，其咽不痛。提示我们临床上治疗阳明病的时候，下法也可清热，以泻代清，如大黄黄连泻心汤，用于治疗喉痹、咽痛、咯血、吐血、衄血等阳明里热证。

332. 伤寒始发热六日，厥反九日而利。凡厥利者，当不能食，今反能食者，恐为除中。食以索饼，不发热者，知胃气尚在，必愈，恐暴热来出而复去也。后日脉之，其热续在者，期之旦日夜半愈。所以然者，本发热六日，厥反九日，复发热三日，并前六日，亦为九日，与厥相应，故期之旦日夜半愈。后三日脉之，而脉数，其热不罢者，此为热气有余，必发痈脓也。

这些条文，主要症状就是伤寒、发热、厥、下利。

伤寒，发热6日，厥反9日而利，类似四逆汤证，脾胃功能都是虚弱的，胃口也不好，所以当不能食。

今反能食，一般说明脾胃功能在恢复，但是在一个阴证的患者，本不能食，反出现了能食，一定要警惕是阳气恢复，还是阴盛格阳、阳气外脱的表现。恐为除中，古人采用一个测试的办法，就是给患者食以索饼，有人说索饼就是面条，有人说索饼就是大饼，但不管怎么样，都是拿食物来测试，测试其后天之本的胃气，看这个人吃后的表现。

就像辨不清楚寒热的时候，给患者喝一杯冷饮测试，看到底是阳证和阴证。道理是一样的。服完冷饮后舒服，说明是热证，服完冷饮后胃脘疼痛不适，说明是寒证。不拿热饮来测试，是因为热证的人服热水，也没有明显不适，寒证的人本身不喜饮，喝热水后也不见得都舒服。

如果吃完索饼后，不发热，说明胃气是在恢复，知胃气尚在，胃气能够消化解决吃下去的索饼，病情向好，能够痊愈。如果吃完之后发热，说明胃气无力消化，依然是阴证、虚证，这个能食就不是一个好表现，类似格拒的绝证。临终阶段，部分患者常有精神见好、食欲见好的消息，多属于回光返照，即条文说的除中，类似油灯欲灭而其焰反彰。

后日脉之，其热续在者，期之旦日夜半愈。所以然者，本发热六日，厥反九日，复发热三日，并前六日，亦为九日，与厥相应，故期之旦日夜半愈。后三日脉之，而脉数，其热不罢者，此为热气有余，必发痈脓也。

本条条文的核心意思是描述一个客观现象，剩下的是解释。

伤寒始发热六日，厥反九日而利……后日脉之，其热续在者，期之旦日夜半愈……后三日脉之，而脉数，其热不罢者，此为热气有余，必发痈脓也。

今日，明日，后日，后日也就是第 3 天。后日脉之，其热续在者，接前面发热 6 日，共发热 9 日，厥 9 日，期之旦日夜半愈。原因是发热、厥都是 9 日，发热与厥相应。此时的脉，应该是偏浮，相对有力。

327. 厥阴中风，脉微浮为欲愈，不浮为未愈。

发热，是正邪交争的表现，很多时候，发热不是一件坏事，说明正气尚能与邪气相争。比如林黛玉外感的时候，想发热还发热不起来，就是因为正气不足、无力抗邪，所以是无热恶寒的少阴病，无热恶寒者，发于阴也。

与厥相应，古人是这么去解释的，理解就行。

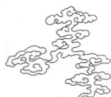

后三日脉之，而脉数，其热不罢者，此为热气有余，必发痈脓也。

如果后三日脉之，而脉数，说明脉可能是偏于滑数，脉不是从容和缓，说明阳热过亢，其热不罢者，此为热气有余，已经传变为阳明病里热证，必发痈脓也。

脉数，热不解，那就说明变成一个阳热证，热气有余、必发痈脓，热盛血败肉腐而成痈，《医宗金鉴》曰：痈疽原是火毒生、经络阻隔气血凝。就是这个意思，从阳明病清热解毒去论治。

335. 伤寒一二日至四五日厥者，必发热。前热者，后必厥；厥深者，热亦深；厥微者，热亦微。厥应下之，而反发汗者，必口伤烂赤。

本条也在讲发热、厥的问题。见到厥、四逆，要辨清楚是阴证的厥，还是阳证的厥，如果是阳证的厥，属于真热假寒，也算格拒证，往往见于重证，给予清热甚至攻下治疗。本条描述的属于阳证的厥，所以说厥深者，热亦深；厥微者，热亦微。

阳证的厥，属于里实热阻隔气血，不能达于四末所致，需要给邪以出路。发汗的药物如麻黄、桂枝，都是辛温的，如果没有表证，解表可加重里热，且耗液伤津，导致口伤烂赤。这就是温病忌汗，忌辛温发汗。桂枝下咽、阳盛则毙，就是这个意思。

如果有表，也需要表里双解，生石膏配麻黄，用生石膏约束麻黄的温热，同时保留麻黄的辛以解表作用。甚至用大黄配麻黄，如防风通圣散等，不能单纯辛温解表。

336. 伤寒病，厥五日，热亦五日，设六日当复厥，不厥者自愈。厥终不过五日，以热五日，故知自愈。

本条也在讲发热、厥。意思和第 332 条相近，发热要与厥相应，也就是发热、厥的时间相等，说明容易自愈。本条强调的是：厥五日，热亦五日，第六日若厥者不愈，若不厥者自愈。

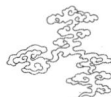

不厥，说明正气、气血来复，病情向愈。

339.伤寒热少微厥，指头寒，嘿嘿不欲食，烦躁，数日小便利，色白者，此热除也，欲得食，其病为愈。若厥而呕，胸胁烦满者，其后必便血。

嘿嘿不欲食、烦躁，属于半表半里热。所以本条也是阳证，厥深者，热亦深；厥微者，热亦微。热少，微厥，指头寒，也是热微、热少的表现，轻度的厥。

第一，若数日小便利，色白者，此热除也。其小便清者、知不在里。所以临床上小便能够辨别寒热，此处小便利、小便色白不黄，无热，此热除也。半表半里热，是嘿嘿不欲饮食，胃气来复，欲得食，其病为愈。

第二，若厥而呕，胸胁烦满者，其后必便血。还是半表半里的热，热重导致便血，如第332条的"脉数，其热不罢者，此为热气有余，必发痈脓也"。需要给予清热治疗，可考虑大柴胡汤或小柴胡加生石膏汤。

本条的意思是：伤寒热少微厥，指头寒，嘿嘿不欲食，烦躁。①若数日小便利，色白者，此热除也，欲得食，其病为愈。②若厥而呕，胸胁烦满者，其后必便血。

341.伤寒发热四日，厥反三日，复热四日，厥少热多者，其病当愈。四日至七日，热不除者，必便脓血。

本条也在讲发热、厥。发热与厥的时间要对应，热多于厥，属阳证，疾病向愈，厥多于热，属阴证，病情加重。

发热四日，厥三日，复热四日，共热七日，厥三日，厥少热多，其病当愈。

四日至七日，热不除者，必便脓血。这里的热，指的是过于亢进的热，类似第332条：脉数，其热不罢者，此为热气有余，必发痈脓也。同第339条的"其后必便血"，属于阳明病里热。

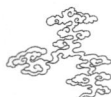

342. 伤寒厥四日，热反三日，复厥五日，其病为进。寒多热少，阳气退，故为进也。

第 341 条是厥少热多者，其病当愈。本条是厥多热少，寒多热少，阳气退，故为进也。病情加重，从阴证论治。

349. 伤寒脉促，手足厥逆，可灸之。

伤寒、脉促，脉促者，表未解也。手足厥逆当属于阴证，加上脉促者表未解也，六经辨证诊断为表阴证的少阴病，给予温阳解表治疗。灸之也是温阳的办法，如下面条文都是灸之，治疗阴证。

304. 少阴病，得之一二日，口中和，其背恶寒者，当灸之，附子汤主之。

343. 伤寒六七日，脉微，手足厥冷，烦躁，灸厥阴。厥不还者，死。

362. 下利，手足厥冷，无脉者，灸之不温，若脉不还，反微喘者，死。少阴负趺阳者，为顺也。

都是用艾灸温阳，治疗阴证。艾叶本身温性，端午节用艾来辟邪、辟秽，也是因其辛温之性，燃烧后更是温热，用艾灸起到温阳作用。也可内服，如胶艾汤。

360. 下利，有微热而渴，脉弱者，今自愈。

下利，属于里证。有微热而渴，当脉滑数，当属于轻证的阳明病，可用白头翁汤轻剂治疗。如脉不滑数，脉弱，说明里热减少，病情向愈。若脉躁急数大，里热亢盛，病情重。

361. 下利，脉数，有微热汗出，今自愈，设复紧，为未解。

下利、脉数，有微热汗出，属于里热阳明病的下利，如白头翁汤方证。

本条和上条对照看。如果脉弱，今自愈。结合第 360 条、第 365 条，应该是脉微弱数者，今自愈。如果脉滑数有力，有紧的特点，说明邪热郁遏，邪热重，甚至当便脓血，为未解。

365. 下利，脉沉弦者，下重也；脉大者为未止；脉微弱数者，为欲自止，虽发热，不死。

下利，下重也，下利的里急后重。脉沉弦，沉弦者主水饮，脉大者，邪实，属于阳证下利，可考虑白头翁汤方证。

脉微弱数者，正气虽虚，但无四逆，下利欲自止，下利程度较前减轻，虽然发热，但不死。类似第360条的下利，有微热而渴，脉弱者，今自愈。

第360条、361条、365条，通过脉象辨别病情进展。在下利的时候，脉大，为未解，脉弱、脉微弱数，为欲自止、今自愈。

与此对应的是第369条，脉证不符。脉象从容和缓比较重要，脉证要相应。

369. 伤寒下利，日十余行，脉反实者，死。

278. 伤寒脉浮而缓，手足自温者，系在太阴。太阴当发身黄，若小便自利者，不能发黄。至七八日，虽暴烦下利日十余行，必自止，以脾家实，腐秽当去故也。

厥阴病虽然有厥这个字，但不是说厥逆一定是厥阴病，厥阴病实质的本质是半表半里的阴证，有四肢厥逆，但四肢厥逆的程度相对比较轻。如果真到了阴证、危重证时候的厥逆，比如四逆汤证，往往属于太阴病，并非厥阴病。

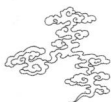

第 36 讲　霍乱病

　　《伤寒论》中有辨霍乱病脉证并治，共 10 条。西医学的霍乱是由霍乱弧菌引起的，其发病急、传播快，属于我国甲类传染病，主要表现为腹泻、排"米泔样"便、呕吐。虽说甲类传染病的霍乱可见有腹泻、呕吐，但反过来说见到一个腹泻、呕吐的人，不一定就是霍乱。

　　382. 问曰：病有霍乱者，何？答曰：呕吐而利，此名霍乱。

　　霍乱，就是挥霍缭乱，症状表现为呕吐而利，即上吐下泻，属于胃肠道疾病。应当属于里证。和当前甲类传染病霍乱的症状类似，但条文中的霍乱，是否就是当前甲类传染病的霍乱，还有争论。但不妨碍我们从条文描述症状入手学习。

　　383. 问曰：病发热头痛，身疼恶寒吐利者，此属何病？答曰：此名霍乱。霍乱自吐下，又利止，复更发热也。

　　发热头痛、身疼恶寒，存在表证。此名霍乱，当伴有吐、利，辨证是表里合病。**霍乱自吐下**，霍乱的主要症状表现是呕吐、下利，发热是正邪交争的表现，利止、复更发热，考虑是阳气来复，脾家实，腐秽当去，故利止、复更发热。

　　治疗上，霍乱伴有表证，如果脉实，从阳证论治。如果脉微涩，属于阴证，可考虑桂枝人参汤的思路。用桂枝解表，用人参汤（理中汤）

治疗吐利。如果已经出现吐下伤阳气伤津液，陷入于阴证，出现了四逆、脉微欲绝，舍表救里，用四逆汤。

384. 伤寒，其脉微涩者，本是霍乱，今是伤寒，却四五日至阴经，上转入阴，必利，本呕下利者，不可治也。欲似大便，而反失气，仍不利者，此属阳明也，便必硬，十三日愈。所以然者，经尽故也。下利后，当便硬，硬则能食者愈。今反不能食，到后经中，颇能食，复过一经能食，过之一日当愈，不愈者，不属阳明也。

本是霍乱，今是伤寒，可以看作霍乱基础上外感伤寒，不论霍乱还是伤寒，坚持先辨六经继辨方证即可。其脉微涩者，是霍乱的上吐下泻，津液阳气丢失，故脉微涩。

本呕下利者，伤津液伤阳气，治疗难度大。

欲似大便，而反失气，仍不利者，有排气，有便意，但大便不下，大便硬，类似阳明腑实证承气汤方证，考虑是里实证，此属阳明也。十三日愈，只是约略之词，所以然者，经尽故也。这句话可能是后人加入的，认为邪气传经，经尽故也。

8. 太阳病，头痛至七日以上自愈者，以行其经尽故也。若欲作再经者，针足阳明，使经不传则愈。

因为霍乱是上吐下泻、饮食纳差，所以判断霍乱见好的标志，就是上吐下泻症状消失，大便开始变硬，同时饮食恢复。今反不能食，过了几天（到后经中），颇能食，复过一经能食，过之一日当愈，不愈者，不属阳明也。颇有两个意思，一个是稍微、一个是很。结合先后句，当是颇（稍微）能食，复过一经（再过一两天）能食，说明胃气在恢复，如果饮食也恢复了，病仍不好，可能不是胃肠道的问题，不属于阳明也，需要考虑是否存在半表半里证。

本条强调的是，要关注大便的情况、饮食的情况，以判断病情。

386.霍乱，头痛发热，身疼痛，热多欲饮水者，五苓散主之；寒多不用水者，理中丸主之。

霍乱的条文共4条，只有本条涉及方证。

呕吐而利，此名霍乱。呕吐、利，往往存在水饮的问题。同时伴有头痛、发热、身疼痛，属于表里合病，外邪里饮。热多欲饮水者，五苓散主之，说明这里是五苓散证的口渴、欲饮水，是水饮郁热所致，不是阳明里热白虎加人参汤证的热多、欲饮水。

头痛发热，身疼痛，表证未解，用五苓散温化水饮，桂枝兼以解表，猪苓、泽泻利水清热。寒多不用水者，理中丸主之，说明是太阴病的寒性下利。若表证未解，再加桂枝，即桂枝人参汤。

临床上霍乱并无专方，也是根据症状辨证论治的，呕吐、下利多属于里证，还要考虑是否表证未解。如果呕吐、下利，阳气损伤明显，则以顾护正气为要。俗话说好汉不禁三回拉。呕吐而利，容易导致机体陷入阴证。

385.恶寒、脉微而复利，利止，亡血也，四逆加人参汤主之。

387.吐利止而身痛不休者，当消息和解其外，宜桂枝汤小和之。

388.吐利汗出，发热恶寒，四肢拘急，手足厥冷者，四逆汤主之。

389.既吐且利，小便复利而大汗出，下利清谷，内寒外热，脉微欲绝者，四逆汤主之。

390.吐已下断，汗出而厥，四肢拘急不解，脉微欲绝者，通脉四逆加猪胆汤主之。

391.吐、利、发汗，脉平，小烦者，以新虚不胜谷气故也。

王叔和之所以把这几个条文，放在"辨霍乱病脉证并治"篇，是因为霍乱的主要症状是呕吐而利，上述几条的主要症状表现也都是呕吐、下利，王叔和认为这几条对霍乱的辨证论治有指导意义，所以就放在这里了。实际上，四逆加人参汤、桂枝汤、四逆汤、通脉四逆加猪胆汤，并不是专门给霍乱病所立的方，霍乱病出现了这些方证的时候，我们可以用，但反过来说，不是霍乱病的时候，其他疾病出现了这些方证，我们同样可以用，所以方剂本身并不是治疗哪个疾病的专方。

霍乱的主症是呕吐而利，症状严重则损伤津液、阳气，若陷入于阴证，表现为下利清谷、脉微欲绝、手足厥冷，即使表证未解，如发热恶寒、内寒外热，也需要舍表救里，用四逆汤回阳救逆，即第388条、第389条。如果汗出而厥、四肢拘急不解，脉微欲绝者，已有脱象，表现为汗出、脉微欲绝，当加大回阳救逆力度，通脉四逆加猪胆汤主之。如果利止，属于利无可利，则加人参益气健胃生津，用四逆加人参汤主之，即第385条。如果吐利止，里证已不急迫，此时身痛未解，当从表证治疗，因津液已虚，不用麻黄汤发汗解表，用桂枝汤调和营卫，即第387条。

我们强调，不论是霍乱还是伤寒，治疗上都要辨证论治，不是哪个方专门治疗霍乱的，霍乱病也不存在专方。先辨六经继辨方证，求得方证相应而治愈疾病，霍乱病，如果出现了桂枝汤证，我们就用桂枝汤去治疗，四逆汤、理中汤、五苓散等证，这些方证都有可能出现。观其脉证，知犯何逆，随证治之，有是证用是方。就像我们说《伤寒论》的方子，也不是为了治疗新冠而设的，仲景的年代还没有新冠病毒，但我们为什么拿《伤寒论》的方子来治疗新冠且有效呢，这是因为我们坚持的就是辨六经、辨方证的思想。不过多追求疾病所谓的西医学的病因，而更关注于疾病侵犯人体之后人体的症状反应，不外乎3个病位、2个病性，我们根据症状反应来辨证论治。

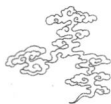

第 37 讲　病后调理

　　《伤寒论》中最后一个章节是"辨阴阳易瘥后劳复病脉证并治"，里面的条文，有些已经讲过了。六经的辨治，前面讲完了，今天主要讲的就是疾病痊愈后，机体尚未恢复，容易出现病情反复的问题。

　　391. 吐利发汗，脉平小烦者，以新虚，不胜谷气故也。

　　王叔和把本条归到了"辨霍乱病脉证并治"篇，不管是不是霍乱，吐、利、发汗，即汗吐下，易伤阳气伤津液。虽然疾病好了，脉也恢复到一个平和的状态了，但又出现了一个轻度的烦躁的问题。原因就是此时虽然病情看似痊愈，但正气尚未完全恢复，如果饮食过多，超过了脾胃本身的能力，不能消化，不胜谷气，出现小烦的表现。第 398 条提出了治疗方法：损谷则愈。

　　398. 病人脉已解，而日暮微烦，以病新瘥，人强与谷，脾胃气尚弱，不能消谷，故令微烦，损谷则愈。

　　第 391 条是脉平小烦，而本条是"病人脉已解，而日暮微烦"，意思都差不多。本条和第 391 条内容近似，所以把第 391 条、第 398 条两条联合起来看，意思就是：吐利发汗等治疗后，病已痊愈，"病人脉已解"，假如人强与谷，饮食过多，但因为病新瘥，身体还虚弱，正气没有恢复，脾胃气尚弱，不能消谷，不胜谷气，导致小烦，日暮微烦。怎么办呢？

损谷则愈，不要过多饮食。所以给我们的提示是，大病初愈，不要过多饮食、过多进补，要给脾胃恢复的时间，八分饱是健康的。

为什么现在很多人新冠阳康之后，各种症状不断？核酸转阴了，看似疾病痊愈了，但身体的脏腑功能经过病毒感染的打击之后，并未完全恢复，所以这个时候饮食上应该要清淡，不要过食肥甘厚味，过于滋补，以免碍脾，同时饮食不要过多，俗称吃饭八分饱，尽量呵护脾胃功能，要给脾胃留出恢复的时间，损谷则愈。

393. 大病瘥后劳复者，枳实栀子汤主之。

枳实三枚，炙　栀子十四个，擘　豉一升，绵裹。

上三味，以清浆水七升，空煮取四升，内枳实栀子，煮取二升，下豉，更煮五六沸，去滓，温分再服，覆令微似汗。若有宿食者，内大黄如博棋子五六枚，服之愈。

大病瘥后，正气尚未恢复，劳复，过度劳累，或饮食不节，或七情过度，或房劳饮酒，均可导致病情反复或复发。以方测证来看，当属于过度劳累导致阳气虚性亢奋，栀子豉汤治疗心中懊侬，合入枳实以行气除满，说明气机郁滞明显，可伴有轻度大便难，属于阳明虚热、郁热。如果是太阴病的大病瘥后劳复者，可考虑用补中益气汤加减。

394. 伤寒瘥以后，更发热，小柴胡汤主之。脉浮者，以汗解之，脉沉实者，以下解之。

瘥就是好了的意思。伤寒瘥以后，更发热，原因比较多，也有可能是再次外感，也有可能是食复、劳复等，也有可能身体虚弱的气虚发热、正虚邪恋。需要辨证来看。辨证离不开 3 个病位、2 个病性，从病位来说分为 3 种情况：如果脉浮者，说明有表证，当解表，以汗解之。如果脉沉实，病位在里，以下解之。如果脉不浮不沉，不在表，不在里，病

第 37 讲　病后调理

位在半表半里，用小柴胡汤和解半表半里。

395. 大病瘥后，从腰以下有水气者，牡蛎泽泻散主之。

牡蛎熬　泽泻　蜀漆暖水洗，去腥　葶苈子熬　商陆根熬　海藻洗，去咸　栝楼根各等分

上七味，异捣，下筛为散，更于臼中治之，白饮和服方寸匕，日三服。小便利，止后服。

大病瘥后，正虚邪恋。从腰以下有水气者，也是属于机体功能尚未恢复，水液代谢失常，水饮停聚所致，腰以下肿者，治法当利其小便。《金匮要略》曰：诸有水者，腰以下肿，当利小便，腰以上肿，当发汗乃愈。

牡蛎、栝楼根，有滋阴润燥清热作用。柴胡桂枝干姜汤也有牡蛎、栝楼根。泽泻、蜀漆、葶苈子、商陆根、海藻，利水散结。从方药组成来看，并无人参、附子，也无白术，说明病机相对简单，就是腰以下水肿，无明显气虚、阳虚，略有阴伤化热的情况。如果气虚明显，人参可以合入，如果阳虚明显，附子也可加入。服药后小便利，说明水饮得去，本身属于大病瘥后，治疗还要注意祛邪不伤正，故小便利则止后服。

396. 大病瘥后，喜唾，久不了了，胸上有寒，当以丸药温之，宜理中丸。

本条在太阴病篇干姜类方的时候解读过。

《金匮要略·肺痿肺痈咳嗽上气病脉证治第七》：肺痿吐涎沫而不咳者，其人不渴，必遗尿，小便数，所以然者，以上虚不能制下故也。此为肺中冷，必眩，多涎唾，甘草干姜汤以温之。若服汤已渴者，属消渴。

甘草干姜汤方

甘草四两，炙　干姜二两，炮

上㕮咀，以水三升，煮取一升五合，去滓，分温再服。

大病瘥后，正气虚，胸上有寒、喜唾，是胸上有寒饮，久不了了，不能依赖自身恢复，需要药物帮助人体散寒化饮，用丸药温之，最简单的方就是甘草干姜汤，合入党参、白术，即理中汤。也可再加附子，即附子理中汤。如果寒性水饮过重，则考虑苓甘五味姜辛汤。

不了了在《伤寒论》中共 5 条。

10. 风家，表解而不了了者，十二日愈。

148. 伤寒五六日，头汗出，微恶寒，手足冷，心下满，口不欲食，大便硬，脉细者，此为阳微结，必有表，复有里也，脉沉亦在里也。汗出为阳微，假令纯阴结，不得复有外证，悉入在里，此为半在里半在外也。脉虽沉紧，不得为少阴病。所以然者，阴不得有汗，今头汗出，故知非少阴也，可与小柴胡汤。设不了了者，得屎而解。

203. 阳明病，本自汗出，医更重发汗，病已瘥，尚微烦不了了者，此必大便硬故也。以亡津液，胃中干燥，故令大便硬。当问其小便日几行，若本小便日三四行，今日再行，故知大便不久出。今为小便数少，以津液当还入胃中，故知不久必大便也。

252. 伤寒六七日，目中不了了，睛不和，无表里证，大便难，身微热者，此为实也，急下之，宜大承气汤。

396. 大病瘥后，喜唾，久不了了，胸上有寒，当以丸药温之，宜理中丸。

不了（liǎo）了（liǎo），了其实是方言，就是解决了的意思，如这个事情已了（liǎo）了（le），就是这个事情已经解决了的意思。第 10 条的意思是表证解了，但还有些小尾巴的症状，没有好完全。第 148 条的意思，假若还不好的话，大便通下了，病就好了（得屎而解）。第 203 条的意思是微烦的症状还存在、还不好。第 252 条意思是目中不适，有症状，表现为睛不和。第 396 条的意思是喜唾的症状持续了很长时间，总是不好。

本节涉及的条文，主要讲的就是疾病痊愈之后出现一些症状的处理。

　　脾为后天之本，要注意保护胃气。邪去之后，脾胃气相对比较虚弱，此时饮食不可过多，避免食复。同时，一定要注意休息，不要过于劳累，比如现在新冠痊愈之后，很多人就去锻炼，也就会容易出现问题。

　　大病后，出现了发热，那怎么办？我们还是要辨病位、辨病性，脉浮沉定表里，脉浮者，汗解之，脉沉实者，下解之，脉不浮不沉，和解之，用小柴胡汤，强调了辨病位的思想。当然，脉浮者，汗解之，还需要辨是表阳证的太阳病，还是表阴证的少阴病。

　　如果是虚热，由于正气不足所致的发热，比如血虚发热，用四物汤养血即可，气虚发热用补中益气汤。如果是阳气偏亢，出现了郁热，用枳实栀子豉汤清宣郁热。

　　疾病痊愈之后，往往正气偏虚，更容易出现虚证、阴证，伴有痰饮水湿的问题。出现了腰以下有水气，要利小便，正气虚的情况下，扶正利水，如果正气不虚，单纯去利水、利小便就行，如牡蛎泽泻散。胸上有寒饮，表现为喜唾，往往舌淡、口不渴、脉弱，用甘草干姜汤或理中丸温化水饮。现在新冠痊愈之后，有些患者虽然不是喜唾，但表现为咳嗽、咽部异物感，其实也是一个胸上有寒，常常用半夏厚朴汤，寒重可以把生姜替换为干姜，温阳化饮。

第38讲　六经欲解时

272.少阳病，欲解时，从寅至辰上。

9.太阳病，欲解时，从巳至未上。

193.阳明病，欲解时，从申至戌上。

275.太阴病，欲解时，从亥至丑上。

328.厥阴病，欲解时，从丑至卯上。

291.少阴病，欲解时，从子至寅上。

十二个时辰，子（zǐ）、丑（chǒu）、寅（yín）、卯（mǎo）、辰（chén）、巳（sì）、午（wǔ）、未（wèi）、申（shēn）、酉（yǒu）、戌（xū）、亥（hài）。晚上 11 点到凌晨 1 点是子时。中午 11 点到 13 点是午时，一个时辰 2 小时。

子时：23：00 至次日 1：00。

丑时：1：00 至 3：00。

寅时：3：00 至 5：00。

卯时：5：00 至 7：00。

辰时：7：00 至 9：00。

巳时：9：00 至 11：00。

午时：11：00 至 13：00。

未时：13：00 至 15：00。

申时：15：00 至 17：00。

酉时：17：00至19：00。

戌时：19：00至21：00。

亥时：21：00至23：00。

基本上三阳欲解时大多在白天，三阴证欲解时在夜间。

《医宗金鉴》认为：邪之解也，必于所旺之时。当此旺时，故邪不能胜而自解矣。这是从经络循行角度而言，伤寒论中也有不少条文涉及针刺、艾灸、穴位等，学习六经辨证，更重要的就是从3个病位、2个病性角度，去先辨六经继辨方证、求得方证相应而治愈疾病。这6个条文虽然冠名为六经，但我们不对这些条文做过多解释。实际上，六经的病也不是按照条文说的时间来痊愈的，供参考即可。

后 记

1. 胡希恕经方医学体系的三大特点

胡希恕（1898—1984），是我国近代著名中医经方临床家、教育家。被日本中医界赞誉为"中国有独特理论体系的、著名的《伤寒论》研究者、经方家"。

有独特理论，指的是胡希恕先生用八纲解六经，提出了六经来自八纲的学术观点，振聋发聩。胡希恕先生在 20 世纪 60 年代所做《伤寒的六经论治与八纲的关系》报告《人民日报》给予高度评价，认为是解决了"历代医家缺乏论述的难题"。因此被誉为"中国有独特理论体系"的学者。

胡希恕先生于 1984 年去世，生前一直在北京中医药大学东直门医院工作，忙于临床，生前只有一篇论文。我们今天能够学习胡希恕经方医学，得益于冯世纶教授数十年如一日的传承与系统整理，没有冯老的传承与发展，我们也是无法学习到胡希恕先生的学术思想的。我们现在称为的胡希恕经方医学，其实是胡希恕先生、冯世纶老师两代人努力的结果。

胡希恕先给我们构建了大的理论体系框架，冯世纶教授进行了具体细节的完善和补充，对体系加以完善补充，系统地把《伤寒论》的 113 方按六经进行方证归类。当前也被誉为胡冯体系。

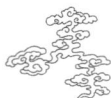

胡希恕经方医学的核心理论特点有 3 个。

第一，明确指出，《伤寒论》代表的是经方，不同于内经代表的医经体系。

张仲景的《伤寒论》属于经方体系，采用的是六经辨证，传承于《神农本草经》《伊尹汤液经》。而以《黄帝内经》为代表的医经体系，用的是脏腑经络辨证。二者理论体系不同。自从《伤寒论》问世至今一千八百年来，为什么很多人学不懂呢？这是由于误读传统，就在于没有客观正确地认识六经，用内经注解伤寒，用脏腑、用经络去解释，只能说陷入于误区，牵强附会，让经方变得神秘，导致很多人读不懂《伤寒论》，众说纷纭，解释起来各执己见，难以达成共识。所以胡希恕先生有一句著名的观点，就是不要带着内经的有色眼镜，强调不要用内经的理论观点来解释《伤寒论》，因为二者的体系是不同的，我们学习的时候，更加强调用条文去诠释解读《伤寒论》条文本身，如此才能更接近仲景本意。

第二，指出了六经来自八纲，六经的本质就是 3 个病位、2 个病性所构成的 6 个诊断。

我们常说的三阴三阳，其实就是表、里、半表半里 3 个病位上的 3 个阴证、3 个阳证。《伤寒论》中蕴含着丰富的八纲辨证内容，而且历代《伤寒论》研究者，也都承认辨六经是辨八纲的过程，如方隅在《医林绳墨》中就指出："仲景治伤寒，着三百九十七法，一百一十三方……然究其大要，无出乎表里虚实阴阳寒热。八者而已。"虽然在古代已经有学者意识到了八纲辨证和六经辨证的关系，但胡希恕先生是历史上第 1 次明确提出六经来自八纲的观点，给我们指明了用八纲的辨证眼光去看待《伤寒论》的六经体系，给我们指出了学习经方的大道。

在《伤寒论》中有大量的阴阳辨证、表里辨证、寒热辨证、虚实辨证的内容，仲景在表里辨证的基础上加入半表半里证，表证有阴阳，里证有阴阳，半表半里证同样有阴阳，这样从八纲发展形成了六经，因此六经来自八纲。

太阳病的实质就是病位在表的阳证，少阴病的实质是病位在表的阴证，阳明病的实质是病位在里的阳证，太阴病的实质是病位在里的阴证，同样半表半里的阳证是少阳病，半表半里的阴证是厥阴病。在八纲辨证看来，六经的实质就非常简单，就是 3 个病位表、里、半和 2 个病性阴与阳，构成的 6 个诊断。

六经的实质，就是 6 个诊断（证）或者是 6 个综合征，这样一来纷繁复杂的体系在我们面前，就变得简单清晰明了，从而使得更多的人能够读懂《伤寒论》，能够应用六经辨治体系。从 3 个病位、2 个病性来看，六经清晰明了，诊断具有了可操作性。比如之前诊断太阳病依靠的是提纲条文，太阳之为病、脉浮、头项强痛而恶寒。但临床上很多太阳病的患者并没有上述症状表现。从八纲角度来看，只要病位在表、病性属阳，就是太阳病，六经可以如此进行类推，诊断起来就更为简单了。

到底是从辨病学起，还是从辨证学起？从辨病学起，世间疾病万千，从辨证学起，世间一切疾病的证只有 6 种基本证型，即太阳病、少阴病、阳明病、太阴病、少阳病、厥阴病。执简驭繁，以不变应万变。柯韵伯指出："仲景之六经，为百病立法，不专为伤寒一科，伤寒杂病，治无二理，咸归六经之节制。"俞根初曰："以六经钤百病，为确定之总诀。"都指出六经辨治是一个完整的体系，能解决临床中见到的大部分疾病，并不只是用来治疗伤寒的。胡希恕先生提出中医的辨证施治，其主要精神，是于患病人体一般的规律反应的基础上，讲求疾病的通治方法。

第三，给我们指出来了临床应用六经辨证的方向，先辨六经继辨方证、求得方证相应而治愈疾病。

漫言变化千般状、不外阴阳表里间。不论任何疾病，都要去辨 3 个病位、2 个病性，确定六经，在六经基础上去细辨方证。最终的治疗还是落实到方上面，求得方证相应而治愈疾病，所以方证相应也非常关键，由此胡希恕先生还有一句名言就是，方证是辨证论治的尖端。六经是中

后
记

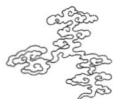

医的精华辨治体系，仍然遵循整体观念、辨证论治的原则，临床思维是先辨六经，也就是诊断，再辨方证。方从法出、法随证立，因此方证相应才能取效，临床中六经辨证准确只是第一步，比如太阳病辨证出来了，但发汗的法和方也需要精准化，如麻黄汤证用了桂枝汤，或者桂枝汤证用了麻黄汤，都不合适，因此辨方证很重要，辨方证是辨证论治的尖端。

关于经方的定义，冯世纶教授在胡希恕先生基础上，明确提出了经方的定义：经方医学通常简称"经方"，是我国医学自医巫分家产生的原创思维理论体系。其代表著作《伤寒杂病论》上承《神农本草经》与《汤液经法》。其主要理论是八纲六经及方证理论体系。其学术特点，是根据人体患病后出现的症状反应，进行辨证施治，即于患病机体一般症状反应规律的基础上，而适应整体、讲求疾病的通治方法。临床治病具体实施，是先辨六经，继辨方证，求得方证对应治愈疾病。

冯老经常说张仲景是经方的一个杰出传人，张仲景之前的辨证是八纲辨证，病位只有表、里。正是因为张仲景创造性地在第148条提出来了半表半里，从而形成了3个病位（表、里、半表半里），3个病位各有阴证、阳证，进而构建了六经辨证体系，从《伤寒论》起，从八纲辨证发展成六经辨证，因此张仲景为经方的杰出传人。我们当前学经方，其实就是学习张仲景的六经辨证体系，经方不是《伤寒论》的113方，而是仲景通过113方、398条给我们构建的六经辨证体系，其核心就是3个病位、2个病性。

体系是胡希恕先生经过毕生实践和总结后给我们构建的，是具有开创性的，冯世纶教授做了大量细节的完善和补充。没有胡希恕先生的明确提出，没有冯世纶教授的无私传承，我们是无法接触和学习胡希恕经方医学理论体系的，我们任何时候都非常感恩胡希恕先生、冯世纶教授。吃水不忘挖井人。

沿着胡希恕先生、冯世纶教授给我们指出的学习方向，追随医圣张仲景的脚步，有体系地学习六经辨证体系，再加上踏踏实实临床实践，才能够不断提升临床疗效，帮助更多的苦于病痛的患者，做一代经方传人。

原文刊载于2021-06-23《中国中医药报》5版，有修订。

2. 单方一味，气死名医

中医界素有单方一味、气死名医的说法。古代也有搜集偏方的著作，如清代的《串雅》。但是我们更强调，中医是整体观念指导下的辨证论治，偏方的偏字，就说明偏方的局限性。

病急乱投医。经常有人生病后，听说另外一个患者用了某个偏方有效，于是自己也去服用，但为什么自己用了就没有效？无论是方还是药，都是有适应指征的。遇到了这个适应证，用上了效果就好，不符合这个适应证，用了就没有效果。就像穿衣服一样，短袖只适合夏天穿，夏天穿着很凉快，但是你冬天去穿，就不合适了，一样的道理。

偏方，乃至于所有的方剂，都有适应证，不能说见到咽中如有炙脔的梅核气，就想到用半夏厚朴汤，脱离了辨证论治的指导的方，都是偏方，都有可能无效。偏方往往是一味药，适应指征更窄。病机复杂的时候，偏方可能就难以起作用了。

医学的发展，也是有规律的，在古代，古人发现，一个发热的患者，用一味草药麻黄，也可以称之为偏方，服药后能够发汗退热。就形成了经验，说麻黄退热效果好。但随着临床实践的发展，古人又总结了两个经验：

第一，如果给麻黄配伍上桂枝、杏仁、甘草，效果更好，就从一个偏方发展固定下来了一个方剂，即麻黄汤。

第二，这个麻黄，包括麻黄汤，是有指征的，太阳病表实证，用上去才有疗效，不是太阳病表实证的发热，用了麻黄汤不但无效，可能还会加重。

类似道理，农村一个老太太掌握了一个或者几个偏方，假设是一个麻黄的偏方，遇到合适的患者了，用上去效果就很好，不适合的就没什么效果。就像守株待兔，等待兔子碰上来。没有主动性，不是一个高水平的医生，甚至不能称之为医生。

从这个思路，能够看出，偏方其实是医学早期发展的产物，为何偏方没有成为中医主流？就说明偏方是有局限性的。当然，不能否认，有些偏方是确实具有一些简便验廉的作用，比如肺痈，痰热证的时候，鱼腥草、金荞麦都曾经是偏方、验方，现在我们也会用。假设是一个阴证患者的肺痈，属于寒热错杂、上热下寒的时候，单纯用鱼腥草、金荞麦可能效果并不好。你有了辨证论治的思想，即使你不知道鱼腥草、金荞麦，在辨证论治的指导下，我们也完全可以用其他药物来替代，合理的配伍，依然能够取得满意的疗效。

中医是有完整的理论体系，掌握了辨证论治的精髓，即使见到一个新的疾病，我们依据掌握的知识体系也能妥善地去治疗，这就是主动性。而偏方只是守株待兔。想成为高水平的医生，还是要在辨证论治上下功夫。先辨六经继辨方证，求得方证相应而治愈疾病。不应该把精力放在偏方上。不要单独学一个方，而是学习方药背后的体系，方后背后的临床思维，也就是这个方的适应证、诊断是什么、治法是什么。

3. 关注证，不过多关注病因

水遇到风寒而成冰，冰已成，风寒已去，这个时候风寒已经没有了，那我们还需要治疗风寒吗？不需要。胡希恕先生曾举例，人触电后生病，触电是病因、是诱因，但治病的时候电其实已经没有了，那我们还能去治病因的电吗？

自古至今，感染类疾病一直是人类面临的挑战，无论是《伤寒论》还是《温病条辨》，关注的都是感染类疾病。感染源自病原，西医学更关注病原的诊断，有针对性地去抗感染，当下流行的病原主要有新冠病毒，流感病毒，支原体，呼吸道合胞病毒等，还有其他常见病原。感染后，如果病原持续复制活跃，就会存在症状，现在所谓的长新冠、新冠后状态，在中医看来，这些都是正虚邪恋的问题，病邪依然存在。比如新冠后常见症状：疲劳、咳嗽、浑身疼痛或嗅觉味觉消失，大概都是因为正虚邪恋、表证未解。

需要注意，当下混合感染常见，比如病毒感染继发的细菌感染、真菌感染。因为病毒感染后，必然导致人体免疫力损伤下降，增加了其他病原的易感性。中医更关注人体的状态，扶正祛邪的理念有助于机体清除病毒、身体的康复。中医整体观念指导下的辨证论治，关注邪气，更关注人体正气，论何种病原感染，立足于人体本身，以不变应万变，关注中医的病位、病性，扶正祛邪。这个理念在感染类疾病的治疗中具有优势，能够更好地减毒增效，降低耐药率，提升抗感染疗效。

就像一个患者可能是受寒后发病，感受风寒，入里化热，已经表现为白虎汤证了，那还能去治风寒吗？所以病因只是一个参考，辨证论治，是当下的证，有表解表，表证已无则不需要解表，不要过分去纠结这个病是怎么来的。

就像我们治疗新冠感染、流感、支原体肺炎等，只要是表现为脉浮、头项强痛而恶寒的太阳病，我们就从太阳病去论治，表现为寒热往来、胸胁苦满，就从半表半里去论治。不关注病因，不关注病名，更关注病和症背后的证，辨证论治。

方、药都可归入六经，要有体系地去学习经方，有体系和没有体系，是两个境界，六经辨证体系是 1，后面的方证是 0，先有了 1，后面的 0 越多才越有意义，如果没有体系，学习再多的方证也是没有价值的。

可以把方纳入六经体系，同样可以把药也纳入进来。比如用麻黄的证归为表证，用姜桂附的证归于阴证，用石膏、黄连的证归于阳证。阴证的时候，存在后世脏腑辨证认为的肾虚，可以加淫羊藿、杜仲、巴戟天等。肿瘤的常用专科用药，半枝莲、白花蛇舌草，往往都是寒凉的，如果是一个热证的肿瘤患者，可以适当加入。如果辨证为阴证的肿瘤患者，需要温阳补虚的时候，所谓的抗肿瘤的寒凉药物，就不建议加了，因为和治法是矛盾的。

方可以归六经，同样，药也可以归六经。在六经辨证治法指导下去选方用药。

4. 经方的一剂知，两剂已

经方的一剂知两剂已，也就是所谓效若桴鼓、如汤沃雪，服药后的疗效就像把热水泼洒到雪上面，立竿见影。

临床当中我们经常说，判断这个人的疗效怎么样，要看患者的反馈，但有的时候我们发现临床中，治疗的疾病，大部分慢性病，病来如山倒，病去如抽丝，即使你开的方与证相应、切合病机，也是需要一点一点缓解的，不可能立马好转。如一个感冒的患者，解表发汗后，感冒好了，但又出现了咳嗽，感染后咳嗽还是比较常见的，这就是疾病的规律。怎么办，别着急，辨证论治就行，辨证论治也可以理解为见招拆招、有是证用是方。

胡希恕先生在临床中也明确指出，在对于很多外感太阳表证的时候，即使治疗妥当，那么有些疾病还会往里传为少阳或者阳明，认为很多感冒好的时候，其实是在少阳阶段，或者是阳明初期阶段。并不是我们想象的，一个感冒可能吃上一剂药两剂药就好了。但一个肺炎可能初期也表现为感冒，即使辨证论治得当，服药后也只是改善病情，减少了传变的可能，并不能使肺炎立即痊愈。就像一个行驶中的汽车，踩了刹车之后，汽车仍然还是要往前走上一段才能停止下来，就是这个道理。

少阴之为病，脉微细，但欲寐也。对于这样的一个脉微细，气血虚寒，津液不足、阳气虚衰的情况，即使给予麻黄附子甘草汤或者桂枝加附子汤治疗，把少阴表证解决了。但依然是脉微细，精神不足依然存在的，下一步就需要善后，温阳益气养血，改善脉微细的状态，也是需要相当长的一个阶段。

林黛玉月经不调、月经量少，去找张仲景看病，也不是服几天的中药就能恢复正常的，甚至林黛玉需要长期服药。

临床治病，辨3个病位、2个病性，辨病性的关键是辨正气的虚实。对于正气足的人，属于阳证，治疗相对容易，疗效相对更快。比如表阳证的太阳病，往往能够达到体若燔炭汗出而散，能够达到一剂知两剂已的效果。但对于正气不足的三阴病，疗效会相对慢，治病的时候不能着急，坚持辨证论治即可，扶正祛邪。

5. 经方如何抓主症

在六经辨证的基础上，根据主要症状来确定方证。

在太阳病的基础上，无汗、脉浮紧说明表实，就是麻黄汤证，有汗、脉浮弱缓说明表相对虚，就是桂枝汤证。临床上，对于表证，我们经常根据有无汗出来判断方证归属，在六经辨证为太阳病的基础上，有汗选择桂枝汤类方，无汗选择麻黄汤类方。如果脱离了太阳病，有汗桂枝、无汗麻黄，是不对的。

在六经辨证指导之下，结合主要症状，能够迅速确定方证。同样是厥阴病，寒热错杂，治法都是寒热并用，和解兼以温阳。但主症不同，选择的方证不同。在厥阴病基础上，以心下痞为主要表现的，就是半夏泻心汤方证。以久利为表现的，就是乌梅丸方证。以口干口苦、胸胁苦满主要表现的，那就是柴胡桂枝干姜汤方证。

6. 津液与阳气

津液是能够被人体所利用的有用的体液。津血之间的关系是津血同源，在脉里边的津液是血，在脉外的组织液就是津液，津液是能被人体利用的，如果津液停聚于局部，变成不能被人体利用的病理产物，就是痰液水湿。

津液是怎么生成的？

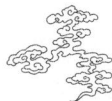

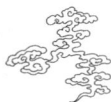

喝下去的水是要经过胃的受纳、脾的运化升清，肺的宣发肃降才能形成被人体所利用的精微物质，称为津液。就像自然界，在阳光的加持下，水液才能以水蒸气形式上升为云。从中医角度来看，输进去的生理盐水不能被称为津液，必然要经过阳气的气化作用，然后阳化气，阳气灌入进去，才能称为津液。没有阳气，没有气化，就如自然界缺少阳光，喝下去的水是无法生成津液的。

太阴病的时候，阳气不足，就容易形成痰饮水湿，治疗痰饮水湿用温药和之，类似温阳以运化水饮，就是这个意思。休克的四逆汤证，需要温阳回阳救逆，此时输入一袋凉的生理盐水，还要消耗人体的阳气来加热生理盐水到36℃，耗损了本来就不足的阳气，在我们看来是不合适的，因此西医学也有加热液体的做法。

津液有形，阳气无形，津液是阳气的载体，人体内的阳气蕴藏在津液、血液中，津血亡失，同样阳气也在亡失。此无阳也，阳指的就是津液。《伤寒论》真正对于津液不足的证，其实更加看重阳气的作用，正所谓有形之血（津液）不能速生，无形之气（阳气）所当急固，所以往往脱证的时候，是阴阳两虚，但首先固脱的是阳和气。

7. 天热的时候反而风寒外感的感冒要多一些

天气热了起来，空调也都开了，门诊感冒的患者也多了起来。大家有没有发现，天热的时候反而风寒外感的感冒要多一些，也就是太阳病，也就是大家所谓的空调感冒。

夏天天热，腠理毛窍相对疏松开泄，容易汗出，汗出的情况下，如果吹空调，遇到空调的冷风，就相当于寒邪入侵，汗出之后吹风，就类似仲景在《金匮要略》中说的"汗出入水中浴"，导致外感风寒的概率增高。相反在冬季的时候，腠理肌肤致密，人们相对比较重视，反而患外感风寒的概率相对要少一些。

古人云夏不用麻黄，冬不用石膏。但空调的应用，生活环境的改变，疾病谱已有所变化。夏天的时候，麻黄证、桂枝证更为常见一些，冬季的时候外寒里热反而更常见。

在中医看来，邪气由外而来，从表而入，从皮毛而入，是一个由浅入深、由表到里、由轻到重的过程。有些疾病，比如有一部分类风湿关节炎，很多时候初起就是一个外感表证，迁延不愈，导致邪气入里，留恋不解，而成为一些顽固性的疾患。再如一些呼吸系统疾患，也是如此。病房曾收治一个30多岁的年轻小伙子，支气管哮喘十余年，病情相对较重，需要口服激素来控制症状，听诊满肺的哮鸣音。询问病史，说哮喘首发于十多年前的一次感冒后。古人的"伤风不醒便成痨"的说法，值得我们反思。提示我们要重视表证、重视外感疾病的治疗，如果外感不能治愈，邪气就会入里。

临床上要遵循善治者治皮毛，治五脏者半死半生。所以《伤寒论》中太阳病的篇幅更大，论中也有少阴死证的说法，都在强调治疗表证的重要性。

8. 如何正确看待"熟读王叔和，不如临证多"

我讲六经辨证，第一节课的题目是《构建六经辨治体系，事半功倍地学习经方》，剖析六经辨证的实质，如何去构建六经辨证。

学习完某一学派之后，或者是从学校毕业之后，初入临床，信心满满，觉得天下并没有不能治的，"读书三年，便谓天下无病可治；治病三年，便谓天下无方可用"。上了临床会发现，我们在教材中学到的都是典型的症状，比如在学习太阳病麻黄汤的时候，学到的都是典型的单纯的麻黄汤证，但实际临床当中患者还会伴有各种各样的症状，比如是老年体质弱还是年轻体质强的，阳气虚不虚，津液足不足，有没有里热，是否有水饮有瘀血，还是有其他的因素，都会直接影响到诊断，影响到立法乃至方药。

临床是复杂的，这就是为什么很多人，在考试做题的时候，在执业

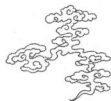

后
记

医师考试的时候，没有问题，能够得满分，但是一旦上到临床，疗效却不好，道理就在这样。

理论和实际并不见得一致，所以大家说熟读王叔和不如临证多，貌似理论无用，实践重要。那我们是否还需要去学习理论、学习六经辨证体系呢？

战国时期的赵括，纸上谈兵，头头是道，但被秦将白起打败惨烈异常，下场凄惨。这样的故事历历在目。可假如赵括能够虚心一点，在熟读兵书之后，能够在战场上（临床上）历练个十年八年，那么他的指挥作战（临床效果）肯定要比没有理论的人进步更快，临床水平肯定会比一般人强得多呀。

熟读王叔和不如临证多，貌似正确，可如果你给王叔和十年、二十年的临床实践，他的十年、二十年之后的临床疗效肯定要比不学理论只是有临床的人，提升得更快。因为他有理论，他有一个体系，大家应该充分意识到，如果想成长为一名苍生大医，首先要有一个理论体系的指导，在理论体系指导下去刻苦地实践，把理论和实践相结合，才能一步一步地成长为明医、大医。

任何问题都是需要辨证来看的，六经辨证，就是一个理论体系，构建起完整的六经辨治体系后，需要自己在临床中实践，验证并发挥理论体系的指导作用，帮助你更快成长进步。不能看不起理论，没有构建起六经辨治体系，埋头临床，是没有方向的，容易走偏。

在熟读王叔和的基础上，构建六经辨证体系的基础上，加上刻苦的临床磨砺，理论与临床互相加持，才能成长为一代经方传人！

西医学追求的是深度，出成果的是凤毛麟角，难以大规模推广复制，但是经方更多是一种理念，是一种诊疗体系，是一种看待疾病的思维模式，认识疾病的世界观。理论上来说经方是能够大规模地去基层推广培训，大家采用六经辨治体系，诊断、方药都能和医圣张仲景保持高度一致，能够整体提升中医的临床疗效。

不是说上完本科 5 年、硕士 3 年、博士 3 年就能成为一个好中医的，好的中医需要师父领进门，需要在体系指导下更有效率地去学习培养，经过张仲景的临床思维，也就是六经辨证体系的培训，能够大幅度缩短青年学子的成长过程。我们去推广六经辨证体系，其实也是在踏踏实实地为中医的传承做工作，只要有人请我去讲，我都愿意去讲，愿意讲干货，愿意讲真东西，愿意去讲体系。

选择一个适合自己的门派，选择一个最优秀的体系，比如胡希恕经方医学。选择之后，还要有定力，要坚持，不要随意更换赛道，经过坚持不懈地努力，才能梅花香自苦寒来，终有所成。每天的付出不会立刻带来成长与收获，但是每天坚持不懈地努力，时间长了必然会能够开花结果，期望经方、期望六经辨证遍地开花，期望仲景的学术传人越来越多。

敬请关注。关注《胡希恕经方医学》微信订阅号，一起传承经方，做一代经方传人！

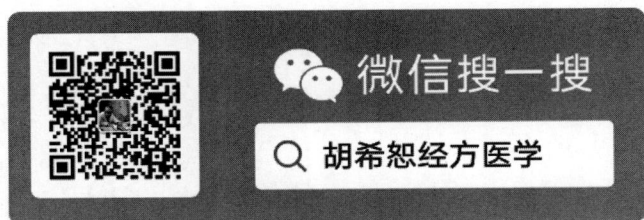

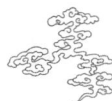

后记